Ibtissam Sabbah

Etat de santé et qualité de vie au sud Liban

Ibtissam Sabbah

Etat de santé et qualité de vie au sud Liban

Adaptation et validation du SF-36 Health Survey en Arabe et d'un index de précarité

Presses Académiques Francophones

Impressum / Mentions légales
Bibliografische Information der Deutschen Nationalbibliothek: Die Deutsche Nationalbibliothek verzeichnet diese Publikation in der Deutschen Nationalbibliografie; detaillierte bibliografische Daten sind im Internet über http://dnb.d-nb.de abrufbar.
Alle in diesem Buch genannten Marken und Produktnamen unterliegen warenzeichen-, marken- oder patentrechtlichem Schutz bzw. sind Warenzeichen oder eingetragene Warenzeichen der jeweiligen Inhaber. Die Wiedergabe von Marken, Produktnamen, Gebrauchsnamen, Handelsnamen, Warenbezeichnungen u.s.w. in diesem Werk berechtigt auch ohne besondere Kennzeichnung nicht zu der Annahme, dass solche Namen im Sinne der Warenzeichen- und Markenschutzgesetzgebung als frei zu betrachten wären und daher von jedermann benutzt werden dürften.

Information bibliographique publiée par la Deutsche Nationalbibliothek: La Deutsche Nationalbibliothek inscrit cette publication à la Deutsche Nationalbibliografie; des données bibliographiques détaillées sont disponibles sur internet à l'adresse http://dnb.d-nb.de.
Toutes marques et noms de produits mentionnés dans ce livre demeurent sous la protection des marques, des marques déposées et des brevets, et sont des marques ou des marques déposées de leurs détenteurs respectifs. L'utilisation des marques, noms de produits, noms communs, noms commerciaux, descriptions de produits, etc, même sans qu'ils soient mentionnés de façon particulière dans ce livre ne signifie en aucune façon que ces noms peuvent être utilisés sans restriction à l'égard de la législation pour la protection des marques et des marques déposées et pourraient donc être utilisés par quiconque.

Coverbild / Photo de couverture: www.ingimage.com

Verlag / Editeur:
Presses Académiques Francophones
ist ein Imprint der / est une marque déposée de
AV Akademikerverlag GmbH & Co. KG
Heinrich-Böcking-Str. 6-8, 66121 Saarbrücken, Deutschland / Allemagne
Email: info@presses-academiques.com

Herstellung: siehe letzte Seite /
Impression: voir la dernière page
ISBN: 978-3-8381-7846-2

Université de Franche-Comté
Faculté de Médecine et Pharmacie

Année 2003 – Numéro 25-03-89

Doctorat d'Université en Sciences de la vie et de la santé

(Arrêté du 30 mars 1992)

Présentée par Ibtissam SABBAH

Et soutenue publiquement

le 13 novembre 2003

TITRE

Etat de santé et qualité de vie au sud Liban

Adaptation et validation du SF-36 en Arabe
et d'un index de précarité

Jury

Directeur de thèse	:	Madame le Pr. M. MERCIER, Besançon
Rapporteur externe	:	Monsieur le Pr. S. SCHRAUB, Strasbourg
Rapporteur externe	:	Monsieur le Pr. S. BRIANÇON, Nancy
Examinateurs	:	Madame le Pr. D.A. VUITTON, Besançon
		Monsieur le Pr. D. JOLLY, Reims
		Monsieur A. LEPLEGE, Paris
Invité	:	Monsieur J.F. GIRARD, Président de l'IRD, Conseiller d'état, Paris

REMERCIEMENTS

A notre directeur de thèse, Madame le Professeur Mariette Mercier

Nous vous remercions de nous avoir fait découvrir l'approche de la qualité de vie, de nous avoir enseigné et fait apprécier la biostatistique dans le domaine de la santé. Grâce à la qualité de votre encadrement, à vos qualités humaines, à votre esprit novateur et créatif et à votre soutien affectif, nous avons pu mener à bien ce travail. De tout notre cœur, nous vous disons merci.

A Madame le Professeur Dominique-Angèle Vuitton.

Nous vous remercions pour votre soutien, votre aide et votre contribution efficace à cette thèse. Grâce à votre compétence, à votre sens critique, à vos conseils judicieux et à vos qualités d'écoute, nous avons pu mener à bien ce travail. Nous vous exprimons toute notre reconnaissance et notre profond respect.

A Monsieur le professeur Serge Briançon.

Nous vous remercions chaleureusement d'avoir accepté de juger ce travail de thèse. Vos suggestions pertinentes ont été déterminantes. Votre travail dans le domaine de santé publique et votre état d'esprit sont pour nous une référence.

Nous vous remercions d'avoir mis à notre disposition un outil de mesure de la qualité de vie, lors de votre séjour au Liban, qui nous a beaucoup aidé dans notre travail de recherche dans ce domaine.

Soyez assuré de notre profonde et respectueuse reconnaissance.

A Monsieur le professeur Simon Schraub

Nous vous remercions vivement de l'intérêt que vous avez porté à notre sujet d'étude et des remarques constructives que vous avez faites. Nous sommes heureux et honorés de votre participation à notre jury de thèse.

Recevez ici le témoignage de notre reconnaissance et de notre respect.

A Monsieur le professeur Damien JOLLY

C'est avec une grande spontanéité et un intérêt certain que vous avez accepté de juger notre travail. Cette marque de confiance nous touche et nous honore.

Que ce travail soit l'expression de notre profonde reconnaissance.

A Monsieur Alain LEPLEGE

Votre présence à ce jury nous fait vraiment très plaisir et nous honore. Nous vous remercions vivement de l'intérêt que vous avez porté à ce travail sur la qualité de vie, domaine dans lequel vos compétences reconnues de tous nous ont servi de références. Votre soutien et à vos conseils toujours enrichissants nous ont été très précieux. Que ce travail soit l'expression de notre profonde estime.

A Monsieur Jean .François GIRARD, Président de l'IRD, Conseiller d'Etat

C'est un très grand honneur d'être jugée par une personnalité scientifique qui a occupé d'aussi hautes fonctions dans l'animation des politiques de santé publique au plan national français, et qui préside maintenant aux destinées d'un Institut de Recherche dédié aux applications pour le développement.

Nous vous sommes très reconnaissante d'avoir accepté d'examiner ce travail de terrain, dans un pays dont les liens avec la France sont si anciens et si forts. Nous vous remercions très sincèrement; vos critiques sur ce travail mais surtout vos conseils pour l'avenir nous sont particulièrement précieux.

Mes remerciements s'adressent tout particulièrement au Docteur Nabil DROUBY, qui m'a initié à la réflexion et au travail rigoureux, qui a suivi pas à pas la progression de ce travail, et a dépensé sans compter de son temps pour m'aider à le réaliser.

Aux personnes qui ont accepté de participer à cette étude, merci pour leur accueil.

A l'équipe du laboratoire de Biostatistique du professeur Mariette Mercier :

    Nathalie RETEL-RUDE

    Marc PUYRAVEAU

Au professeur Michel BAUD, pour sa gentillesse et soutien moral

Au groupe de recherche SERF de l'université de Franche-Comté.

A Monsieur le Ministre du Travail et des Affaires Sociales du Liban, Michel Moussa, qui m'a aidé à accéder à plusieurs informations utiles.

A Monsieur Adib Nehmé chercheur sur le LCI pour ces précieux documents et conseils.

A Monsieur Mahmoud MAWLA Préfet de Nabatieh, Monsieur Hassan Fakih Directeur de la préfecture de Nabatieh, Monsieur Faysal el SAYEGH Préfet du Liban Sud et Monsieur Adanan IBRAHIM, pour leur autorisation d'exécuter l'enquête sur le terrain.

A ceux qui m'ont aidé et accompagné pour réaliser ce travail : Sanaa, Rajaa, Nadine, Rana, Khalil, Hala, Hicham, Fatmé, Randa, Zeinab, May, Fiona et Marie-Colette Junod.

A la mémoire de mon Père

A maman

A mes sœurs

A mes frères

A mes beaux-frères

A mes belles-sœurs

A mes nièces et à mes neveux.

Avec toute mon affection.

TABLES DES MATIERES

2

ACP	Analyse en composantes principales
ALME	Association Libanaise pour la Maîtrise de l'Energie et de l'Environnement
BP	Dimension du SF-36 *Bodily Pain* (douleurs physiques)
CIM 10	Classification Internationale des Maladies 10ème révision
CNSS	Caisse Nationale de Sécurité Sociale au Liban
COOP	Coopérative de fonctionnaires au Liban
CREDES	Centre de recherche, d'étude et de documentation en économie de la santé (France)
DS	Ecarts-types
DTCoq et Polio	Diphtérie, tétanos, coqueluche et poliomyélite
ESCWA	Economic and Social Commission for Western Asia
ESM	Standard errors of measurement or standard error of a score
EuroQoL	Questionnaire de qualité de vie Européen
F.I.N.U.L	Force intermédiaire des Nations-Unies au Liban
FSI	Forces de Sécurité Intérieures
GH	Dimension du SF-36 *General Health* (santé perçue)
GLM	Modèle linéaire généralisé
HT	Dimension du SF-36 *Health Transition* (l'évolution de la santé perçue)
HTA	Hypertension artérielle
IC	Intervalle de confiance
IMC	Indice de la masse corporelle
INED	Institut National d'Etudes Démographiques-France
INSEE	Institut national de la statistique et des études économiques (France)
INSERM	Institut national de la santé et de la recherche médicale (France)
IQOLA	*International Quality Of Life Assessment Project*
LCI	Index de défavorisation *Living Conditions Index*
LCI-M	Index de défavorisation *Living Conditions Index Modifié*
MH	Dimension du SF-36 *Mental Health* (santé psychique)
MOS	*Medical Outcome Study*
MRHE	Ministère des Ressources Hydrauliques et Electriques
NHP	Questionnaire de qualité de vie *Nottingham Health Profile*
OMS	Organisation mondiale de la santé
OR	Odds Ratio
PF	Dimension du SF-36 *Physical Functioning* (l'activité physique)
PGI	Questionnaire de qualité de vie *Patient-Generated Index*
PIB	Produit Intérieur Brut
QALY	Quality-Adjusted Life Year
QDV	Qualité de vie
RE	Dimension du SF-36 *Role Emotional* (limitations dues à l'état psychique)
RP	Dimension du SF-36 *Role Physical* (limitations dues à l'état physique)
SEIQoL	Questionnaire de qualité de vie *Schedule for the Evaluation of Individual Quality of Life*
SF	Dimension du SF-36 *Social Functioning* (vie et relations sociales)
SF-36	Questionnaire de qualité de vie *Short Form-36 Health Survey*
SIDA	Syndrome d'immuno–déficience acquis
SIP	Questionnaire de qualité de vie *Sickness Impact Profile*
UN	United Nations (Nations Unies)
UNICEF	United Nations International Children's Emergency fund
USA	United States of America (les Etats- Unis d'Amérique)
VT	Dimension du SF-36 *Vitality* (vitalité)
WHOQoL-100	*World Health Organization Quality Of Life*

INTRODUCTION

I. GENERALITES SUR LA SANTE ET LA QUALITE DE VIE

Selon l'Organisation mondiale de la santé (OMS, 1948), la santé est un «état de complet bien-être physique, mental et social ne consistant pas seulement en une absence de maladie ou d'infirmité». La définition de l'OMS pour la santé montre l'importance du bien-être pour mesurer l'utilité des différentes procédures de prise en charge de la maladie.

La santé dépend de plusieurs facteurs ou déterminants qui sont : les facteurs génétiques internes, les facteurs externes, sociaux et environnementaux, et le système de santé qui influencent la santé et le bien être de la population [1].

La santé est donc un domaine où interagissent de façon complexe des composantes de natures diverses : biologiques, médicales, sociales et économiques. Comprendre les effets des facteurs socio-économiques sur la santé est l'un des aspects les plus importants dans le domaine de la recherche en santé si on veut éliminer les inégalités sociales en ce domaine [2-10].

Plusieurs enquêtes épidémiologiques ont montré l'effet néfaste du milieu urbain sur la santé. L'urbanisation peut en effet s'accompagner d'un changement de style de vie et induire l'émergence de certaines maladies en particulier les maladies chroniques non transmissibles [11], augmenter le stress [12] et générer des problèmes médico-sociaux [13-15]. Plusieurs pathologies associées à la pauvreté, incluant un revenu bas par ménage et un nombre plus élevé de résidents non assurés, sont majorées dans les milieux ruraux. De plus, les communautés rurales possèdent moins de lits hospitaliers et de fournisseurs de soins ainsi que plus de limitations dans les transports vers les systèmes de santé [16]. Les accouchements dans les institutions de soins sont plus nombreux dans les milieux urbains des pays en voie de développement. La mortalité maternelle urbaine est toujours plus basse que dans les milieux ruraux [17].

Les relations entre facteurs socio-économiques et santé des femmes sont relativement mal connues tant dans les pays développés que dans les pays en développement. Une plus grande attention a été accordée à la mortalité par rapport à la morbidité, et aux hommes plus qu'aux femmes [18]. Souvent la position sociale définie sur la base de la profession est considérée comme essentielle pour les hommes dans le domaine de la santé, alors que la santé de la femme est souvent mise en relation avec la reproduction dans les pays en développement [19-20]

En 1993, l'OMS a insisté sur la notion de la perception des différentes interactions qu'a un individu avec son environnement en formulant la définition de la qualité de vie : « *La qualité de vie est la perception qu'a un individu de sa place dans l'existence, suivant le contexte de la culture et du système de valeurs de la société dans laquelle il vit, et ceci, en relation avec ses objectifs, ses normes et ses inquiétudes* » [21]. Il est donc évident que le concept de qualité de vie est très subjectif et dépend des valeurs socioculturelles.

Pour mesurer l'état de santé, les mesures traditionnelles de mortalité et morbidité bien qu'utiles, ont des limites. En effet, elles mesurent l'aspect négatif de la santé. L'aspect positif, prenant en considération le point de vue du sujet et de sa qualité de vie [22], reflète par contre cet état de bien - être proposé par l'OMS [1, 23]. De là, l'utilité des études de qualité de vie dans l'évaluation médicale.

La connaissance des répercussions sur la santé des événements vécus présente un grand intérêt non seulement au niveau de l'individu mais aussi au niveau de l'évaluation des besoins de soins d'une population. En effet, il est reconnu actuellement que l'utilisation des services de santé est plus étroitement liée à la perception d'un état de maladie qu'à la situation clinique réelle. Le fait que les individus recherchent l'attention médicale est moins dépendant de la présence objective de symptômes que des réponses vis à vis de ces symptômes ou de la perception générale que quelque chose ne va pas. Ces différences dans la perception affectent l'utilisation des services de santé au point qu'un individu peut rechercher un avis médical alors quelqu'un d'autre non pour le même état [24]. La promotion de la santé est un processus parmi d'autres qui aide la population à maîtriser et améliorer son état de santé ; changer les perceptions des gens envers la santé est un élément essentiel pour promouvoir la santé [25].

Actuellement les chercheurs en santé continuent à travailler avec le concept élusif de qualité de vie, concept à plusieurs dimensions rassemblant des domaines très divers tels que la santé physique, le bien-être psychologique, les relations sociales et les circonstances économiques, les croyances personnelles et les relations aux caractéristiques apparentes de l'environnement [21][23][26-27]. La qualité de vie signifie différentes choses pour différents individus et pour un même individu à des temps différents du fait des changements des circonstances de la vie [28]. De ce fait, la

6

qualité de vie n'est pas une entité statique, mais dynamique. L'objectif des mesures de la qualité de vie est de participer à la préservation et à l'amélioration de l'état de santé des populations. Elle a donc une dimension de santé publique. C'est un regard non technique des processus améliorant ou altérant la santé parce qu'elle tient compte de la perception de l'humain.

Plusieurs échelles ont été utilisées pour mesurer les différents domaines de la qualité de vie liée à l'état de santé. Certaines échelles sont génériques, citons les instruments les plus utilisés : le « Sickness Impact Profile » (SIP) [29-31], le "MOS 36-item Short Form Health Survey" (SF-36) [29-30] [32-34], le "Nottingham Health Profile" (NHP) [29-30]][35] et l'EuroQoL [29]. L'OMS a développé un instrument de qualité de vie destiné à être utilisé dans le monde entier (WHOQOL-100 [21]). Certains outils sont centrés sur le patient comme «le Schedule for the Evaluation of Individual Quality of Life» (SEIQoL) et le Patient-Generated Index (PGI) [36], tandis que d'autres sont spécifiques d'une maladie [24][28][31][37-44], d'une fonction ou d'un symptôme (exemple la douleur) ou d'un groupe de personnes [45][46]. Les échelles génériques ont été développées et testées dans la population générale. Elles ont l'avantage de nous donner la possibilité de faire la comparaison de la qualité de vie de différentes populations et / ou chez des patients atteints de différentes maladies, tandis que les échelles spécifiques sont plus sensibles aux problèmes particuliers d'une population donnée et cernent les problèmes spécifiques à cette population [47][48]. Les échelles de qualité de vie doivent être validées chaque fois qu'elles sont utilisées dans un nouvel environnement [49], car la perception de la qualité de vie diffère selon les individus, la nationalité (la notion de qualité de vie chez les Américains diffère de celle perçue par les Français ou par les Arabes), de même selon les malades, les soignants [50] ou leurs proches [48] ou leurs remplaçants [51] ou les experts [24]. La très grande majorité de ces échelles sont anglo-saxonnes, les pays arabes accusent un très grand retard dans ce domaine autant sur le plan de la construction que de la traduction [29][38][52]

Au Liban, la mortalité est seulement connue par les déclarations des ménages [53] et il n'existe pas d'information continue, exhaustive ou par échantillon sur la morbidité [54]. Il n'existe pas de recueil de données régulier et la recherche en matière de santé est surtout une recherche médicale et clinique, et il n'existe presque pas de recherche concernant les systèmes de santé [55]. La morbidité n'est souvent appréhendée auprès des ménages qu'à travers la consommation des soins et les dépenses de santé [56][57], la présence ou non de maladies chroniques [56] ou des études d'une maladie déterminée comme le diabète ou les maladies cardio-vasculaires [58-62] dans une population donnée [19][63].

Concernant la qualité de vie au niveau national, seules deux études ont été réalisées : la première a étudiée le bien être des ménages selon la perception de leurs revenus [56], la deuxième a évalué les besoins non satisfaits de la population libanaise en utilisant le « Living Conditions Index (LCI) [64] ».

II. OBJECTIFS

Afin que les décisions, dans le domaine de la santé, puissent reposer sur une base solide, il est nécessaire de réunir selon les recommandations de l'OMS, des données fiables et cohérentes sur l'état de santé des populations [11] et de disposer d'indicateurs pertinents qui puissent renseigner sur la façon dont le sujet perçoit sa propre santé.

Comme il n'existe que très peu de données de morbidité au Liban et qu'aucun des instruments de mesure de la qualité de vie n'était disponible en Arabe, nous avons mis en place une étude transversale de population ayant deux objectifs principaux :

a) Adapter et valider en langue arabe le questionnaire de qualité de vie SF-36 Health Survey,

b) Décrire la morbidité déclarée et la qualité de vie au sud Liban et en analyser les facteurs déterminants, en particulier le lieu d'habitation (Urbain/ Rural) et le genre.

En ce qui concerne le choix du questionnaire de qualité, il était souhaitable de prendre un instrument générique puisque nous travaillions sur la population générale. Parmi les instruments génériques, le SF-36 est le plus utilisé et il a déjà été adapté dans plusieurs langues ou cultures.

Dans les pays en développement, la précarité des populations est un élément à prendre en compte dans l'étude de la morbidité. Au Liban, le Ministère des Affaires Sociales a élaboré un index, le « Living Conditions Index » que nous avons adapté dans le cadre de notre étude.

Partie A

CONTEXTE DE L'ETUDE
ET ASPECTS CONCEPTUELS

I. CONTEXTE DE L'ETUDE

1.1 CONTEXTE HISTORIQUE

Le Liban est un Etat du Proche-Orient, il est entouré à l'Ouest par la Méditerranée sur 240 Km de côtes, et à l'Est par la Syrie. Des plages sablonneuses dessinent sa côte. Parallèlement à la mer, deux chaînes de montagnes « Mont-Liban » encadrent un plateau fertile, la Bekaa. Sa superficie est de 10452 Km^2. Il est situé entre trois continents : Europe, Asie et Afrique. Le Liban bénéficie d'un climat méditerranéen où les quatre saisons sont bien définies.

Le pays a connu la domination de plusieurs peuples à travers l'histoire (cananéens, phéniciens, assyriens, égyptiens, perses, Babyloniens, grecs) qui ont laissé des traces de leur culture et des monuments divers sur son territoire attirant ainsi les touristes arabes et étrangers. Entre 1920 et 1943 le pays est placé sous mandat français. En 1943, l'indépendance est proclamée et donne naissance à la République Libanaise. En 1948, les Palestiniens se réfugient au Liban. La guerre civile a débuté le 13 avril 1975. En 1990, une nouvelle constitution entérine l'accord de 1989 signé à Taeif en Arabie Saoudite. Elle prévoit le rééquilibrage du pouvoir entre les deux communautés musulmanes et chrétiennes. En 1991, le désarmement des milices et le déploiement de l'armée libanaise dans le grand Beyrouth et le sud du pays, marque l'amorce d'une restauration de l'autorité de l'Etat. La guerre civile est terminée entre les partis à l'intérieur du pays. A la fin de la guerre civile en 1992, le Liban a connu le lancement d'un projet de réhabilitation de l'infrastructure dans différents secteurs : routes, électricité, communications, hydraulique...

Le 14 mars 1978, Israël a envahi le sud Liban. Le 19 mars, la résolution 425 du conseil de sécurité demande à Israël de retirer «sans délai » ses forces du territoire libanais, et a créé une force intermédiaire des Nations-Unies au Liban (F.I.N.U.L). En 1982, l'armée israélienne fait le blocus de Beyrouth dont elle chasse les forces armées palestiniennes. Le 10 juin 1985, l'armée israélienne se retire du Liban à l'exception de la partie sud «zone de sécurité ». Les opérations militaires israéliennes se succèdent au Liban (spécifiquement en 1993 et 1996). En mai 2000, l'armée israélienne se retire de la zone occupée du sud.

Le Liban est une mosaïque de dix-sept communautés. Il est divisé administrativement en six Départements (mohafazats) : Beyrouth, Mont-Liban, Liban

Nord, Liban-Sud, Nabatieh et Bekaa (figure 1). Chaque mohafazat est présidé par un préfet qui représente l'autorité administrative. Ces départements regroupent 24 districts (Qada) (Beyrouth ne contient aucun qada) [65].

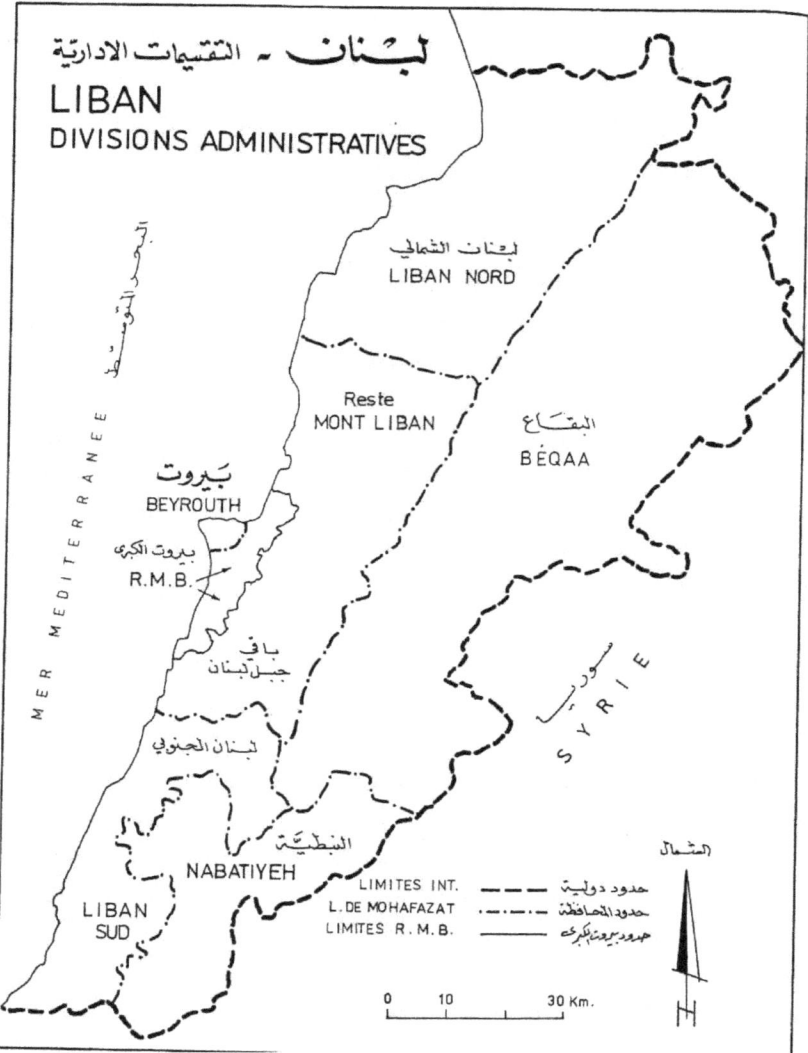

Figure 1. Divisions administratives du Liban

1.2 CONTEXTE DEMOGRAPHIQUE

D'après les statistiques de 1996 [53], la population libanaise se chiffre à 3.1 millions d'habitants, dont 50.4 % des femmes, résidant sur une superficie d'environ 10452 km² [65] avec une densité moyenne de 330 habitants par km². La répartition de la population du Liban selon le département et le genre est présentée dans le tableau 1.

La population libanaise est composée d'environ 29 % des personnes âgées de moins de 15 ans, et 7.2 % de 65 ans et plus [53]. Le ratio moyen de personnes à charge était d'environ 56 (enfants âgés de moins de 15 ans et personnes âgées) pour 100 adultes actifs en 1996, et de 64 en 1998 [11]. Le taux de la croissance démographique a été estimé à 0.8% durant la période allant de 1978 à 1998 [11]. La croissance de la population résidente au Liban a été estimée à zéro pendant la guerre pour plusieurs raisons : de grands mouvements d'émigration, la hausse de la mortalité, la baisse relative du taux de fécondité et le retard de l'âge du mariage [66]. D'autre part, l'indice synthétique de fécondité qui était de 4.3 en 1978 [11], est passé à 3.4 en 1996 (de 6.9 chez les illettrées à 2.3 chez les femmes de niveau d'éducation universitaire) [53] et à 2.7 en 1998 [11]. Un retard de l'âge au mariage a été observé pour les deux genres : le pourcentage de non mariés pour la tranche d'âge 25-29 ans était de 70% chez les hommes et 47% chez les femmes. La moyenne de la taille de la famille était de 4.7 [53]. En 1998, l'espérance de vie à la naissance était de 68 ans pour les hommes et 72 ans pour les femmes, le taux de mortalité infantile était estimé à 29 pour mille et la mortalité maternelle à 300 pour cent milles femmes [11].

On est pratiquement dépourvu de données quantitatives officielles à propos des ressources humaines libanaises et de leurs évolutions. L'enregistrement systématique des données démographiques, susceptible d'améliorer progressivement la connaissance de la population, n'existe pas. Le premier recensement date de 1932 lors de la colonisation française au Liban, et le dernier recensement par échantillon a été exécuté entre 1994 et 1996 par le Ministère des affaires sociales libanaises en collaboration avec la Caisse des Nations Unies pour les Populations et Habitats. Entre ces dates, il y a eu plusieurs estimations de la population libanaise (tableau 2).

Tableau 1. Répartition de la population libanaise en 1996 selon les départements et le genre (source : [53]).

Département	Résidents	Superficie [65]	% résidents [53]	Homme	Femme
Beyrouth	407 403	27	31.1	198 026	209 377
Mont Liban	1 145 458	1955	36.8	570 418	575 040
Liban Nord	670 609	1960	21.6	333 490	337 120
Liban Sud	283 057	935	9.1	139 564	143 493
Saïda	138 348			68 030	70 318
Sour	130 083			64 361	65 722
Jezzine	14 625			7 173	7 453
Nabatieh	205 411	1115	6.6	99 643	105 769
Nabatieh	92 363			45 169	47 194
Beint Jbeil	52 710			25 343	27 367
Marjeyoun	40 879			19 461	21 418
Hasbaya	19 459			9 670	9 790
Bekaa	399 890	4460	12.9	201 628	198 263
Grand total	3 111 828	10452	100.0	1 542 767	1 569 061

Tableau 2. Variation du nombre d'habitants au Liban selon la source et l'année.

Année	Source	Chiffre
1/1/1965[a]	Ministère de l'intérieur [67]	2 367 141
1975	Economic and Social Commission for Western Asia (ESCWA) [67]	2 550 000
1989	Banque Mondiale [68]	3 442 653
Mi 1995	Institut National d'Etudes Démographiques - France [b] (INED)	3 700 000
1996	Ministère des Affaires Sociales et Caisse des Nations Unies pour les populations et habitats [53]	3 111 828
1997	Administration Centrale de Statistique [56]	4 005 000
Mi 1997	Institut National d'Etudes Démographiques -France (INED)[c]	3 900 000
1998	OMS [11]	3 191 000
2000	UN-ESCWA Lebanon [d]	3 496 000

Notes et source :

[a] : les estimations sont basées sur le recensement de 1932.

[b] : INED - France. http://www.ined.fr. Accès le 3 février 1999.

[c] :INED - France. Population en chiffres pays du monde Asie occidentale. http://www.ined.fr. Accès le 15 janvier 1999.

[d] : ESCWA Statistics Division. http://www.escwa.org.1b Accès le 1 juillet 2001

En 1998, le nombre des électeurs (personnes ayant 21 ans et plus) au Liban était de 2 907 536 selon les listes électorales établies par le Ministère de l'Intérieur (tableau 1-Annexe 1). A noter que ces chiffres sont comparables à la population résident du Liban.

La population libanaise se caractérise par une forte urbanisation (85 % en 1996 vs 60 % en 1970) [55]. Cependant, l'urbanisation n'est pas le seul problème lié à la répartition de la population. Les personnes déplacées constituent un autre type de problème démographique. Il s'agit, soit de migrations interne soit d'émigration.

La migration interne est essentiellement celle des ruraux vers les villes. Elle peut être provisoire (comme le déplacement journalier des employés et le déplacement saisonnier des estivants) ou définitive. Cette immigration résulte du manque d'infrastructure dans les villages et de la concentration de la majorité des entreprises de commerce, des services et de l'industrie dans les villes [67][69]. Des conséquences négatives de cette migration sont observées aussi bien dans les zones urbaines que dans les zones rurales : l'installation des immigrés se fait d'une façon anarchique dans les banlieues des villes conduisant à l'apparition des bandes de pauvreté (surtout à Beyrouth) avec ses potentielles conséquences sociales, démographiques et environnementales. De l'autre côté, ce phénomène au niveau des villages peut conduire à un déséquilibre démographique et un manque de forces de travail jeunes, essentiellement dans le secteur de l'agriculture [67].

Les déplacements internes forcés, les réfugiés et les personnes naturalisées forment aussi une autre catégorie de migrants dans le pays. Il est difficile de faire une estimation exacte, à un moment donné pour cette catégorie. Des déplacements internes forcés ont été observés pour 90 000 familles, soit 450 000 habitants [55]. Selon le Révérend Père Jean Ducruet [Ducruet J. le problème des populations déplacées. Ouverture du colloque international sur les populations déplacées par la guerre au Liban, 15 janvier 1992] le nombre des personnes contraintes à abandonner leur foyer, une ou plusieurs fois est très élevée : « *Le nombre de personnes qui vivent dans des ménages dont le chef s'est déplacé après 1974 et qui n'est pas retourné depuis lors à son lieu d'origine représente plus de 22% de la totalité de population libanaise* ». Comme le reste du Liban, le sud Liban a connu d'importantes migrations forcées de la population, dont certaines peuvent être considérées comme définitives. Les réfugiés et les travailleurs étrangers représentaient environ un million de personnes [55], les naturalisés aux alentours de 250 000 personnes [65] (cf. Journal Officiel libanais, annexe spécial No 2 au numéro 26, 30/6/1994).

L'émigration influence aussi l'effectif de la population résidente du pays. Le nombre des émigrés à partir de la moitié de 1993 jusqu'à la date du recensement en 1996, a été de 23 501 personnes, dont 33.6% ayant un niveau d'étude universitaire [53]. Bien que cette émigration participe au développement social et économique du pays et contribue au rayonnement culturel du Liban, elle a des conséquences néfastes au niveau culturel («émigration des cerveaux») [65] et démographique (émigration de la population jeune, et augmentation des pourcentages d'enfants, de femmes et de personnes âgées dans la population résidente) : l'étude de la pyramide des âges montre un déficit de la population masculine dans la tranche d'âge 30-44 ans [65][70].

1.3 CONTEXTE SOCIO-ECONOMIQUE

Le taux d'analphabétisme est de 13.6 % [53] (9.2 % des hommes et 17.8% des femmes). Ce taux est plus élevé en milieu rural et parmi la population déplacée [55].

La crise économique et financière a conduit à une stagnation et à une baisse des revenus réels. Le salaire minimum mensuel était de deux cents dollars américains. Le PIB au cours de l'année 1996 était de 3000 dollars américains ; 28 % des familles libanaises vivaient au-dessous de la ligne de pauvreté dont la majorité résidant dans des zones urbaines ou ayant une femme à la tête de leur famille [55]. Le déficit financier de l'état libanais est en progression permanente. Les dettes intérieures ont augmenté passant de 4 031 milliards livres libanaises (LL) à la fin de l'année 1992 à 21 686 milliards de LL vers la fin de l'année 1998 ; Les dettes extérieures ont augmenté de 327.5 millions dollars américains à 4 127 millions dollars durant la même période [70]. En octobre 2002, les dettes publiques au Liban se chiffrent à 47 293 milliards LL (31.4 milliards dollars américains) [As.Safir, Tuesday December 24, 2002, p. 7]. Il y a eu une dévalorisation de la monnaie nationale par rapport au dollar américain : un dollar, inférieur à cinquante LL en 1986, est égal à 1 875 LL en 1992 [65] et 1 507 LL actuellement.

Le taux global des personnes actives libanaises était de 34% (53.1% pour les hommes et 14.7% pour les femmes) en 1997. Ce taux s'élève à 49.3% (77.3% pour les hommes et 21.7% pour les femmes) parmi la population active c'est-à-dire la population âgée de 15-64 ans [71]. La répartition des travailleurs selon le secteur d'activité économique était la suivante : 42.8% dans les services, 22.3% dans le commerce, 14.7% dans l'industrie, 11.2% dans la construction et enfin 9.0% dans l'agriculture (tableau 3) [71].

Tableau 3. Répartition des travailleurs résidents au Liban selon le genre et le secteur d'activité [71].

Genre	Agriculture	Industrie	Bâtiment	Commerce	Services	Total
Masculin	10.1	15.5	14.1	24.1	36.2	100.0
Féminin	5.0	11.6	0.8	15.9	66.7[a]	100.0
Ensemble	9.0	14.7	11.2	22.3	42.8	100.0

Notes et abréviations : [a] : Enseignement 24.2%, administration 3.1%, il y a une forte proportion de femmes qui travaillent dans les services domestiques.

Cependant, le taux d'activité de la femme est probablement sous-estimé en milieu rural, puisque les femmes qui aident leurs maris dans les travaux agricoles se considèrent comme inactives. Ce taux augmente avec le niveau d'instruction, il marque un pic dans la classe d'âge 25-29 ans où il atteint 34.4% et diminue progressivement sous le double effet de l'âge et de la génération (par exemple le taux d'activité des femmes dans la génération 1968-1972 est de 34.4%, celui de la génération 1948-1952 est de 18.7%) [71]. Vu les habitudes sociales, les femmes des générations anciennes étaient moins portées à travailler en dehors de la maison. En plus certaines femmes abandonnent leur activité économique au profit de l'activité familiale après le mariage et la naissance d'un enfant [56][71]. Il existe une disparité régionale quant à la participation de la femme économiquement active aux forces de travail : 8.2% au Békaa, 10% au Nabatieh, 12.1% au Liban Sud et 25.7% à Beyrouth [71]. Cependant, cette participation augmente avec le temps : 13.4% en 1960, 17.4% en 1970, 19.8% en 1982 [67]. Le taux d'activité de la femme libanaise était relativement supérieur à certains pays arabes : en 1980, il était inférieur ou égal à 5% au Yémen, en Irak et en Arabie Séodite, de 10% en Syrie et au Koweït, de 18% en Jordanie et au Liban et de 35% en Egypte.

Le taux de chômage représente 8.5% de la population active (dont 5% de chômage dû à la recherche d'un premier emploi). La majorité des chômeurs viennent de trois secteurs : la construction, le commerce et l'industrie. Ce taux de chômage est légèrement supérieur dans la population des salariés [71]. A cause du retard de l'économie libanaise, le nombre de travailleurs saisonniers a augmenté dans le secteur de l'industrie : seulement 69% de la main-d'œuvre sont des employés permanents [69].

Durant la guerre et la crise économique, il y a eu au Liban un recul des différents secteurs économiques. Le recul du secteur agricole est très net par rapport aux années précédentes ; on observe un recul plus léger de l'emploi dans le secteur de l'industrie (figure 2).

Figure 2. Evolution du pourcentage de travailleurs dans les secteurs de l'agriculture et de l'industrie [67][71].

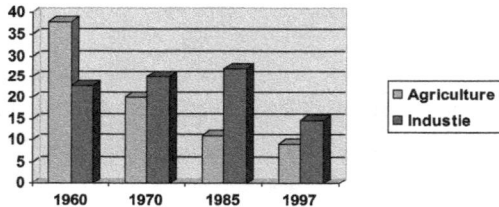

La croissance du secteur industriel s'est développée d'une manière accélérée après la guerre civile. Selon le recensement des établissements industriels en 1998 [69], il existe au Liban 22 025 établissements industriels dont 53% ont été fondé entre 1990 et 1998. La majorité de ces établissements sont localisés au Mont Liban (50.0%), Liban Nord (17.5%), Beyrouth (11.6%), et seulement 7.5% au Liban Sud et 3.2% à Nabatieh (tableau 2 - Annexe I).

Le Liban sud est relativement peu industrialisé, les forces de travail travaillant sur ce territoire sont d'habitude moins qualifiées que celles des grands centres économiques à Beyrouth et à Mont Liban.

Les établissements industriels ne sont pas répartis régulièrement sur le territoire libanais. Les zones urbaines sont particulièrement attractives pour l'installation des établissements. En effet, l'absence de planification urbaine et rurale claire (plan d'urbanisme) et de politique de développement régionale explique le développement presque anarchique des établissements industriels à travers le pays. La majorité (95.2%) des établissements industriels est considérée comme des petites entreprises (nombre des employés <10), et seulement 0.1% sont des grandes entreprises (nombre des employés >250). Le secteur industriel n'est pas diversifié. Les branches les plus développées sont l'industrie alimentaire et les boissons (20.3%), l'industrie des produits métalliques (16.1%), des produits non métalliques (11.5%), de meubles et produits assimilés (10.7%), de tissus et fourrure (10.3%), industrie de bois à l'exclusion des meubles (10.2%) et l'industrie des textiles (3.7%) [69].

L'activité touristique reste un facteur important du développement de l'économie libanaise, elle assure 11% du PIB. Il existe plusieurs types d'activités touristiques au Liban : visites des sites historiques et culturels, tourisme hivernal et estival [65].

1.4 CONTEXTE SANITAIRE

1.4.1 Morbidité, mortalité, handicap et vaccination

Il est difficile d'évaluer avec certitude la situation sanitaire de la population libanaise faute de données fiables, de statistiques et d'absence des registres pour la plupart des maladies. Certaines études montrent une élévation de l'incidence des maladies chroniques au Liban. Une étude a montré que l'obésité touchait 55 % des hommes et 67 % des femmes (index de la masse corporelle > à 27 pour les hommes, > à 25 pour les femmes), le diabète 13% des adultes et l'hypertension artérielle 26% ; l'incidence du cancer était élevée avec 4 000 nouveaux cas par an [57].

Les maladies cardio-vasculaires restent la première cause de mortalité (29.2%), ensuite les cancers (9.8%), les accidents (7.9%), les maladies endocriniennes (1.8%) et respiratoires (1.6%) ; les décès de cause inconnue représentent 9.3% [53].

Le nombre des handicapés a augmenté durant la guerre, en 1981, selon Caritass, il y avait 106 355 handicapés au Liban [67].

La couverture vaccinale des enfants âgés de 12-23 mois en 1996 a été de 94.8% contre la diphtérie, tétanos, coqueluche et poliomyélite (DTCoq et Polio), 85% contre la rubéole, quel que soit le genre. La vaccination des enfants est assurée essentiellement par le secteur médical privé (53% des cas), les dispensaires et les autres centres de santé gouvernementaux et non gouvernementaux (44.3%) et les équipes mobiles (2.7%) [72].

Notes : Le calendrier vaccinal comprend les vaccins obligatoires : DTCoq et Polio; Rougeole, Rubéole et Oreillons ; pas de décision définitive pour la vaccination obligatoire pour l'hépatite et la tuberculose [55].

1.4.2 Toxicomanie

Durant la guerre au Liban, les drogues (produits illicites) tels que l'héroïne et les produits hallucinogènes s'étaient répandus d'une façon spectaculaire essentiellement parmi les jeunes et les étudiants [67].

1.4.3 Médecine préventive et système d'information

Au niveau national, comme le montre son organigramme (tableau 3 - Annexe I), le Ministère de santé Publique est l'organisme chargé des soins de santé. En août 1997, le Ministre de santé publique a élaboré un programme précisant le rôle et les responsabilités de son ministère qui sont essentiellement : protéger la santé de la population, améliorer les soins préventifs, curatifs et de réhabilitation, découvrir et prévenir les déterminants nuisibles à la santé publique, veiller à la santé des citoyens et surtout des groupes les plus vulnérables (pauvres, femmes et enfants), organiser les secteurs de santé publics et privés, organiser les professions médicales et paramédicales, avoir une politique médicamenteuse, rationaliser les dépenses en domaine de santé et contrôler les programmes sanitaires par l'adoption des indicateurs permettant son évaluation. Cependant *«cette vision du ministère de la santé n'est faite que des principes généraux, elle est semblable à celle déclarée par le ministère de la santé au début des années quatre vingt dix et qui n'est pas encore été réalisée jusqu'à présent »* [54].

Concernant la médecine préventive, des organismes non gouvernementaux ont appliqué des programmes conjoints entre le ministère de santé et l'agence des Nations Unies comme le programme national de vaccination (débuté en 1987), la lutte contre le Sida [54][73], la santé de la reproduction et la médecine scolaire. Le carnet de santé est devenu obligatoire pour les nouveau-nés à partir de l'année 1996 [54]. Cependant, les programmes d'éducation pour la santé au niveau de ministère de santé restent d'un niveau très bas. Le département d'éducation sanitaire a un budget annuel très faible et ne comprend pas le personnel qualifié capable de planifier et d'exécuter les programmes éducatifs dans le domaine de la santé [54]. Au niveau régional, la responsabilité des soins préventifs est prévue d'être assumée par le Service de santé publique au niveau du Département (Décret numéro 599, de 28 février 1997) et l'office médical de Qada au niveau du district. Le conseil sanitaire départemental a pour fonction fournir des propositions au Préfet en vue de l'amélioration de l'état de santé dans le département [Décret numéro 9 259 de 16 mai 1955 renouvelé par le décret numéro 9 224 de 20/9/1996].

Des efforts sont entrepris pour assurer un système d'information sur la santé cohérent, valide et intelligible et qui comporte la déclaration obligatoire de certaines maladies transmissibles (Décret de 31 décembre de 1957) [67]. L'unité de surveillance épidémiologique a été crée en 1995 au sein de la Direction de la Médecine Préventive, Ministère de santé publique. Il s'agit d'un système passif basé sur l'obligation de notification, par les institutions de santé, de certaines maladies infectieuses dont la liste est établie par la loi. Parallèlement, il est projeté de surveiller des maladies non infectieuses. Le registre national du cancer au Liban a été élaboré en juillet 1995 avec le projet de couvrir tous les hôpitaux du Liban vers la fin 1996 [74]. Cependant, les informations sanitaires recueillies ne sont ni régulières ni fiables ni continues [55][74].

1.4.4 Services de soins et de santé primaire

Le secteur hospitalier dépend essentiellement des hôpitaux privés (90 % des lits d'hospitalisation) [73] (Syndicat des hôpitaux privés, Beyrouth 2002.web site : www.hospitals-synd.org.lb) qui couvrent la majorité des prestations sanitaires curatives et assurent seuls la totalité de la médecine lourde (tableau 4 - Annexe I), et les stages des étudiants en médecine et en soins infirmiers. En 2001, il y avait 140 hôpitaux de moyen séjour ayant une capacité d'hébergement de 9916 lits (tableau 5 - Annexe I). La majorité de ces hôpitaux privés (66.4%) sont petits avec une capacité inférieure à 70 lits (78.6% ont une capacité inférieure à cent lits). Au Sud Liban, comme le montre le tableau 5 de l'annexe I, il existe 22 hôpitaux privés hébergeant 1 564 lits. La majorité des hôpitaux (86.36% des hôpitaux du sud) est située dans le département du Liban Sud : 10 (45.5%) à Saida, 9 (40.9%) à Tyr et Sarafand, et seulement 3 (13.6%) à Nabatieh. En plus, ces hôpitaux (à l'exception de deux hôpitaux) sont considérés comme de petits hôpitaux, leur capacité ne dépasse pas cents lits.

Le secteur hospitalier public a connu un déclin considérable pendant les longues années de guerre. Ils n'ont travaillé que partiellement avec un niveau médiocre de prestations [73] ; certains ont même été fermés. Le ministère de la santé publique a décidé la construction de nouveaux hôpitaux publics et la réhabilitation des hôpitaux publics existants pour atteindre en 1999-2000 un nombre de 27 hôpitaux avec une capacité d'hébergement de 2 866 lits [54]. La récente loi sur l'autonomie offre aux hôpitaux publics une réelle opportunité d'être mieux gérés et équipés [73]. Ils pourront ainsi contribuer à résoudre aussi bien des problèmes d'équité que d'escalade du coût [73]. Cependant, pour pallier quelques lacunes du secteur hospitalier public incapable de répondre aux besoins d'hospitalisations des citoyens appartenant aux catégories sociales les plus démunies et ne bénéficiant d'aucune sécurité sociale, le Ministère de santé publique prend à sa charge les frais d'hospitalisation dans le secteur privé selon un protocole de coopération.

La majorité des centres médico-sociaux et des dispensaires existant au Liban (850) appartient au secteur des organisations non gouvernementales [57]. Il existait 198 centres dans les deux Départements du Sud Liban en 1992, et 234 en 2002 (tableau 6 - Annexe I). La majorité (59%) des centres opérant au sud Liban appartient au secteur privé et mixte. Ils sont financés par des partis politiques, des organisations religieuses, des municipalités, des organisations non gouvernementales et des organisations internationales humanitaires. Le système de santé primaire est très faible malgré le grand nombre de centres qui sont en majorité des petits dispensaires avec un champ d'action limité, centré sur les soins curatifs [73].

Comme le montre les statistiques précitées au Liban et essentiellement au Liban sud, le secteur privé hospitalier et extrahospitalier est plus développé que le secteur public, et par conséquent tend à prendre la relève pour répondre au manque de prestations sanitaires et sociales de la région.

Concernant le projet de la carte sanitaire qui a débuté au Liban en année 1997, il est en cours d'exécution. Dans cette perspective un congrès a été tenu le 14/8/03 en vue de la construction de la carte sanitaire [Arbid B. La carte sanitaire au Liban.Workshop sur la carte sanitaire, buts et possibilités d'application. République Libanaise, Ministère de Santé publique, hôtel Movenpick, Beyrouth 14/8/03].

1.4.5 Dépenses globales de santé

Les dépenses globales pour la santé représentaient 9.76% du PIB en 1997. Pratiquement la moitié des dépenses de santé est ainsi consacrée aux soins hospitaliers

[75]. En 1999, le budget prévisionnel du ministère de santé représentait 3% du budget des dépenses publiques. Les dépenses de santé ont été essentiellement prévues pour les soins curatifs : 72% pour les hôpitaux privés et 0.61% pour les soins de santé primaire [70].

1.4.6 Ressources humaines dans le domaine de la santé

En 1998, le nombre des médecins était de 8 250, celui des infirmières et des sages-femmes ne dépassant pas la moitié de ce nombre [73]. La densité par 100 000 habitants a été de 26-31 médecins, 8.7 pharmaciens et 11.6 dentistes et 6.5 infirmières [55]. En 2002, le personnel travaillant dans le secteur hospitalier privé était de 20 000 agents sanitaires et 5 000 médecins [2002, syndicat hôpitaux].

1.4.7 Régime de couverture sociale

L'assurance maladie n'est pas accessible pour tous les citoyens. Pratiquement, le nombre des assurés varie selon les estimations et les sources de données : 57.6% selon Ammar [73], 42% selon le bureau de statistique central libanais [56] et 47% selon une étude réalisée dans un milieu rural [76]. Les personnes sans couverture sociale, les blessés de guerre et de catastrophes sont prises en charge par le ministère de santé publique pour les soins hospitaliers et certaines maladies et thérapeutiques coûteuses (chimiothérapies, radiothérapies, chirurgie cardiaque, hémodialyse périodique et transplantation rénale, et les conséquences des épidémies) [75]. Néanmoins, les soins ambulatoires ne sont pas couverts par ce régime.

1.4.8 Environnement, eau et déchets

Le Liban a connu d'importants problèmes environnementaux dans tous les domaines. En général les effets de la pollution sur la santé se soldent par la perte de milliers des vies humaines et par une diminution de la productivité et du bien-être des personnes [77].

Les forêts et terres boisées étaient de 80 milles hectares (8% de la surface du Liban) en 1989-1991 [77]. Durant la guerre, 25% des forêts ont été détériorés et/ou coupés sans autorisation. Le bois coupé est ainsi utilisé dans la fabrication et le chauffage [67].

La pollution atmosphérique est imputable à l'industrie, à l'accroissement des moyens de transport routier et aérien [78][67] (utilisation de l'essence au plomb, Diesel et véhicules à motorisation obsolescence), et l'incinération des déchets. «*Certains dommages environnementaux semblent irréversibles provoquant souvent un sentiment de panique et d'impuissance devant leur ampleur : les pluies acides des centrales thermiques à Zouk et à Jiyeh, les poussières de Chekka, le smog sur Beyrouth etc..* » [79]. Le smog à Beyrouth est favorisé par la présence des montagnes autour de cette ville [67].

Le Liban a connu des problèmes de mauvaise qualité de l'eau [77] surtout dans les régions de Baalbek, Hermel, Akkar, Minieh, Douniyeh et quelques régions du Sud. Cependant, une amélioration de la qualité de l'eau a été indirectement observée par la régression de certaines maladies transmissibles par l'eau comme les diarrhées, la typhoïde et le choléra (ces affections ont atteint leur pourcentage maximum dans toutes les régions entre 1989 et 1991). Les principales causes de la pollution de l'eau sont : l'évacuation malsaine des déchets liquides (l'utilisation des fosses contribue à la pollution des nappes phréatiques), la pollution de la plage, des rivières et des canaux d'eau, les pesticides, les engrais et les déchets industriels [78]. La pollution de la mer et de la plage est due à la présence de la majorité des villes libanaise à son bord et aux déversements des déchets (liquides et déchets hospitaliers, parfois radioactifs provenant des laboratoires), des ordures, des égouts et des produits pétroliers [67].

L'accès à l'eau potable salubre était de 100% en 1996 en milieu urbain et rural [77] ; Cependant, selon une étude faite durant la même période [64], la satisfaction des ménages en eau potable était très basse pour 21.3% (la source principale de l'eau potable est l'eau des sources ou autres ressources) et 9.78% des ménages n'avaient pas accès à des installations de l'eau potable (niveau de satisfaction très bas).

La qualité de l'eau et essentiellement de l'eau potable est l'une des priorités du Ministère des Ressources Hydrauliques et Electriques. Celui-ci a travaillé en coordination avec un organisme de Nations Unies (UNICEF) et une équipe d'une université locale (Département de Santé publique de l'Université Américaine de Beyrouth) pour assurer la qualité de l'eau. De plus, avec la coordination du Conseil de Développement et de Reconstruction, il a entrepris un vaste programme d'assainissement englobant la construction de 65 stations d'épuration des eaux d'égouts, la construction de onze stations d'émission en mer des rejets et la construction des réseaux d'égouts [80].

Concernant les déchets solides, la collecte et la gestion de ces déchets ne concernent pas la totalité du territoire libanais de la même façon (tableau 7 - Annexe I). On s'attend à avoir un lourd impact sur l'environnement causé par les déchets et le défaut de leur prise en charge. Pour minimiser cet impact sur l'environnement, des efforts ont été entrepris dont l'aménagement en cours des dépotoirs, des travaux de recherche pour la gestion des déchets industriels [81], le traitement des déchets solides [82] etc..

1.5 EN CONCLUSION

Le Liban connaît de nombreux problèmes démographiques, économiques, sociaux, sanitaires et environnementaux.

Le nombre de personnes à charge pour cent adultes actifs est en augmentation. Etant donnée qu'une grande partie des programmes de développement économique (éducation et santé en particulier) s'adresse à la tranche de population de moins de 15 ans, le pourcentage élevé d'enfants implique de lourdes dépenses que doit supporter la population active. De plus le vieillissement de la population entraîne de grandes dépenses de santé, en particulier pour une prise en charge adaptée des vieillards.

L'urbanisation pourrait s'accompagner d'un changement de style de vie et de l'émergence de certaines maladies (transition épidémiologique) [11]. Comme presque partout dans le monde les caractéristiques démographiques de la population du Liban ont été entièrement modifiées. Cette transformation (ou transition démographique) qui a pour conséquence d'autres transformations (épidémiologiques, économiques et sociales) consiste à passer de taux de fécondité (naissances par femmes) et de décès très élevés à des taux bas, de taux d'accroissement de la population initialement faible à une période avec des taux élevés et une augmentation massive de la population totale, puis à des taux d'accroissement faibles voire nuls ; et d'une distribution par âge caractérisée par un grand nombre de jeunes et un petit nombre des personnes âgées à une distribution dans laquelle les effectifs de la plupart des groupes d'âges sont à peu près égaux [2][11]. La transformation épidémiologique qui succède à la transition démographique concerne les changements à long terme des schémas de morbidité et de mortalité :

- On passe d'une situation où prédominent les maladies infectieuses et les famines à une situation où deviennent majoritaires les maladies chroniques, dégénératives ou mentales, les accidents et la violence.
- Les maladies et la mortalité passent des âges jeunes aux âges avancés.
- On passe d'un régime de forte mortalité à un régime de forte morbidité.

Une politique de santé publique doit donc prendre en compte les principales pathologies et comportements à risque, les questions d'environnement et la sécurité sanitaire. Ces problèmes doivent être abordés à la fois dans une perspective scientifique médicale et dans leur dimension émotionnelle.

II. ASPECTS CONCEPTUELS

2.1 SANTE DIAGNOSTIQUEE ET SANTE DECLAREE

A chaque conception de la santé et de la maladie correspondent des instruments de mesure donnant lieu à des indicateurs. Les indicateurs sanitaires comprennent la mortalité, la morbidité, le handicap (selon la définition de Wood), les facteurs de risque (déterminants de la santé) [1] [83], et la qualité de vie.

Tout d'abord, la mortalité est la donnée la plus disponible et la plus fiable. La réduction de la mortalité constitue un objectif de santé valable pour tous les pays. Il existe plusieurs expressions pour la mesure de la mortalité : l'espérance de vie, les taux bruts, les taux spécifiques et les taux standardisés.

La morbidité peut se définir par la prévalence c'est-à-dire le nombre de personnes malades ou le nombre de cas de maladie dans une population donnée à un moment donné [1]. La langue anglaise distingue mieux que le français les différentes perceptions de la maladie : *Illness* est la maladie reconnue par le malade ; *Disease* est la maladie reconnue par le médecin, celle à laquelle on se limite trop souvent, implicitement, notamment au cours des études de médecine ; et *Sickness* est la maladie troublant l'entourage, avec un retentissement socioculturel [84]. En arabe, on dispose de trois termes différents pour qualifier la maladie: *marad* et *sokom* qui rejoignent la définition de *Disease*, tandis que *illā* signifie la maladie reconnue par le malade qui est en relation avec la perception des douleurs psychologiques causé par la séparation, les émotions et la passion amoureuse [85].

La morbidité peut être exprimée soit par la morbidité diagnostiquée (nombre de maladies médicalement diagnostiquées avec ou sans examens complémentaires) soit par la morbidité déclarée (nombre de maladies et symptômes ressentis par les personnes qu'elles aient fait l'objet ou non d'un diagnostic médical) soit par la morbidité réelle ou objective qui regroupe la morbidité diagnostiquée (qui a fait l'objet d'un diagnostic), la morbidité diagnosticable avec les moyens diagnostiques disponibles (les connaissances actuelles laissant dans l'ombre certaines maladies dont l'histoire naturelle est mal connue) et la morbidité déclarée (ou ressentie) [1]. De plus on peut évaluer la gravité de la morbidité soit par les limitations qu'elle occasionne (nombre de jours passés au lit, d'arrêts de travail pour cause de maladie, d'hospitalisations; séquelles incapacitantes et handicaps) soit par autoévaluation [2] [86].

Si la morbidité diagnostiquée peut être analysée par des études réalisées à l'hôpital ou dans les cabinets privés ou dans les autres établissements de santé, la morbidité déclarée (ou ressentie) ne peut être évaluée que par des enquêtes auprès des individus [1]. Ce type d'enquête apprécie la morbidité prévalente [87], par des mesures faites à partir de la population, fournissant une information sur la morbidité existante le jour de l'entretien (assimilé par les auteurs à la pathologie aiguë), et la morbidité incidente déclarée au cours d'un période de temps s'étendant généralement sur une année (assimilé à la pathologie chronique) [2].

Selon Wood, la notion de handicap inclut plusieurs aspects différents [83]:
Maladie ou trouble ⟶ Déficience ⟶ Incapacité ⟶ Désavantage
Situation intrinsèque   extériorisée   objectivée   socialisée

La classification internationale des handicaps donne les définitions suivantes dans le domaine de la santé :

- *La déficience* correspond à toute perte de substance ou altération d'une structure ou d'une fonction psychologique, physiologique ou anatomique,
- *L'incapacité* correspond à toute réduction (résultat d'une déficience), partielle ou totale, de la capacité d'accomplir une activité d'une façon ou dans les limites considérées comme normale pour un être humain,
- *Le désavantage social* résulte d'une déficience ou d'une incapacité qui limite ou interdit l'accomplissement d'un rôle normal dans la société (en rapport avec l'âge, le genre, les facteurs sociaux ou culturels).

2.2 LA QUALITE DE VIE ET SA MESURE

2.2.1 Concepts et définitions

2.2.1.1 Concept de qualité et concept de la vie en général

Comme beaucoup de mots abstraits, la qualité est un terme soumis à des multiples emplois qu'il convient d'envisager avant de définir le sens qu'il prend dans l'expression «qualité de vie». *La qualité ne caractérise pas obligatoirement une valeur positive, mais les attributs non mesurables d'une chose ou d'un fait ; le mot est utilisé par opposition à quantité. Il désigne alors des propriétés, une manière d'être, un caractère non quantitatif, un état. La qualité peut évoquer le luxe, quelque chose de valeur qui s'oppose au banal ou au bon marché. La qualité peut servir à désigner un être humain sur le plan du caractère, de l'intelligence ou de l'envergure morale* [88].

La vie peut être entendue dans un sens large. On parle de la vie de l'Univers, d'une étoile, d'une planète. Dans tous les cas, on signifie que l'objet en question, après être apparu, évolue avant de disparaître.

Dans un sens plus restreint, la vie prend un caractère biologique qui suppose la reproduction. Bichat indiquait que « la vie est un ensemble de fonctions qui résistent à la mort » [84].

2.2.1.2 Concept et définitions de la qualité de vie

La qualité de vie est un concept utilisé et promulgué de plus en plus dans le monde et plus spécifiquement en recherche médicale et dans les essais cliniques [38] ; Ce n'est pas un nouveau concept, Aristote y fait déjà référence dans son éthique : Aristote a décrit la qualité de vie comme un bonheur, un certain type d'activité vertueuse de l'âme [89] ; les grands médecins arabes tels qu'Avicenne et Averroès parlaient de l'approche holistique de la personne malade prenant soin à la fois de son corps et de son âme [90]. D'ailleurs, même les politiciens parlent de qualité de vie dans leurs discours : en 1964, lors d'une déclaration dans une campagne électorale, Lyndon B. Johnson a déclaré : « nos objectifs ne sont pas mesurés par la taille de nos balances bancaires, ils peuvent être seulement mesurés par la qualité de vie que notre peuple mène » [91]. Ce concept est également adopté avec enthousiasme par les chercheurs, économistes et gestionnaires [26].

En recherche médicale une augmentation exponentielle des études évaluant la qualité de vie est observée depuis près de trente ans. En effet, il y a vingt ans, on dénombrait environ cent publications par an se rattachant à ce sujet, actuellement on en compte dix fois plus. Les études pionnières concernaient la douleur, et collectaient des données portant sur le jugement exprimé par le malade. Des recherches considérables sur la qualité de vie en oncologie ont suivi (22% des publications dans ce domaine portent sur la qualité de vie) et se sont étendues aux traitements de différentes maladies chroniques [92].

Cependant, il n'y a pas de consensus sur comment faut-il définir et mesurer la qualité de vie. Les deux points d'accord principaux sont : la qualité de vie est multidimensionnelle (impliquant plusieurs domaines ou aspects différents de la vie) et elle est subjective et donc doit être reportée par les personnes elles-mêmes.

La définition de qualité de vie est particulièrement difficile. Dans son concept le plus large, elle est identifiable à celui du bonheur. Des facteurs internes et externes influent d'une façon déterminante sur la perception du bien-être ou malaise. Il est bien connu que deux individus confrontés à la même situation peuvent réagir d'une façon complètement différente. Donc ce n'est pas l'événement lui-même, mais la signification de l'événement qui peut être exprimé par une valeur émotionnelle positive ou négative [93]. Ainsi on peut citer quelques définitions proposées pour la qualité de vie (QDV).

La qualité de vie selon Campbell, est une entité vague et éthérée, quelque chose dont beaucoup de monde parle mais que personne ne sait clairement définir [94].

La qualité de vie est l'évaluation subjective du caractère bon et satisfaisant de la vie considérée comme un tout [De Haes JCJM, university of Leiden, the Netherlands 1988].

La vie a une surface et une profondeur :

- *La surface est ce qu'on présente à nous même et aux autres tous les jours.*
- *La profondeur contient des valeurs plus durables qu'on cache souvent.*

C'est quand la profondeur est reconnue et exprimée dans la vie et socialement que le sens de la vie, et donc la qualité de vie est améliorée [Quality of Life Research Center, Copenhagen, 1996].

La qualité de vie est le degré de jouissance d'une personne des possibilités importantes de sa vie [Quality of Life Research Unit, Toronto 1995].

La base fondamentale de **la qualité de vie** implique *les interactions réciproques continuellement fonctionnelles entre le malade et son environnement et englobe des domaines cruciaux tels que les interrelations, le bien être physique, les activités sociales, le développement personnel, les loisirs et les circonstances économiques* [95].

Les domaines de vie définissant la qualité de vie selon Flanagan [96] sont : « *La santé, le travail, le régime alimentaire, la recréation active, la recréation passive, la situation financière, la relation avec le conjoint, la vie sexuelle, les relations familiales, les autres relations sociales, l'expression de soi, l'expression religieuse et le comportement civique* ».

Différents auteurs ont proposé de restreindre la définition de la qualité de vie aux aspects liés à la santé en demandant aux patients leur opinion sur les principaux domaines qui composent la santé tels que : *les facteurs psychologiques, la douleur, l'inquiétude, la restriction de l'activité physique, la fonction cognitive, la difficulté à assumer les responsabilités familiales, personnelles, et les difficultés financières* [97].

Pour Hunt et Mc Kenna [98-99], la qualité de vie liée à la santé est définie par rapport aux besoins perçus par les patients. Selon leur approche, chaque situation pathologique interfère de façon particulière avec la capacité des individus à satisfaire leurs besoins. Si les besoins perçus sont satisfaits, la qualité de vie est augmentée ; s'ils sont peu satisfaits, la qualité de vie est diminuée.

Les aspects dont la satisfaction est importante pour la qualité de la vie sont présentés par ordre alphabétique dans le tableau 4.

Tableau 4. Les principaux aspects intervenant dans la qualité de vie d'un individu

Absence de douleur *Activités de loisir* *Activité physique* *Activité professionnelle* *Affection* *Alimentation* *Amour* *Autonomie*	*Contrôle de soi et des événements* *Communication* *Créativité* *Curiosité* *Douleur* *Environnement géographique du logement et du lieu de travail*	*Estime de soi* *Filiation* *Identité sociale* *Isolement social* *Jeux* *Logement* *Perspectives temporelles*	*Reconnaissance sociale* *Relations sociales* *Respect* *Sécurité* *Sentiment de communauté* *Sentiment que sa vie a un sens*	*Sommeil* *Stabilité (affective, profession- nelle et émotion- nelle)* *Statut économique* *Stratégies d'adaptation* *Vie sexuelle*

La qualité de vie est un état de bien être qui est formé de deux composantes:

• *La capacité d'accomplir les activités quotidiennes, qui reflète le bien-être physique, psychologique et social.*

• *La satisfaction du malade avec les niveaux du fonctionnement et du contrôle de la maladie et/ou des symptômes liés au traitement [100].*

La qualité de vie englobe des domaines critiques tel que la santé physique, le bien-être psychologique, les relations sociales, la réinsertion professionnelle et l'auto évaluation de l'état de santé [35].

Malgré une conceptualisation différente et parfois divergente, les chercheurs se sont mis d'accord sur certains points :

▪ La qualité de vie est une évaluation subjective, les patients sont les meilleurs juges de leur propre qualité de vie,

▪ La qualité de vie change en fonction du temps, donc la qualité de vie n'est pas une entité statique mais dynamique,

▪ La qualité de vie est un concept multidimensionnel englobant plusieurs domaines. Chacun de ses domaines contient des éléments qui peuvent être évalués de façon objective (i.e. autonomie, symptômes, aspects matériels, diminution de sécurité…) ou subjective (i.e. aspects psychologiques, perception des différents domaines de la qualité de vie).

Le concept étudié dans notre recherche est la santé perceptuelle et qualité de vie liée à la santé.

« La qualité de vie est définie comme la perception qu'un individu a de sa place dans la vie, dans le contexte de la culture et du système de valeurs dans lequel il vit, en relation avec ses objectifs, ses attentes, ses normes et ses inquiétudes. C'est un concept très large qui peut être influencé de manière complexe par la santé physique du sujet, son état psychologique et son niveau d'indépendance, ses relations sociales et sa relation aux éléments essentiels de son environnement » [Whoqol group, 1993].

2.2.2 Mesure de la qualité de vie

2.2.2.1 Principe

Selon Nunnally et Bernstein [101] la mesure est définie comme *« les règles qui permettent d'assigner des symboles aux objets afin de (1) représenter ses attributs sous forme numérique (scaling) (2) définir l'appartenance des objets à une catégorie (classification) »*. Selon cette définition, on ne peut pas mesurer l'objet mais on mesure ses attributs ; ce qui est aussi valable dans le domaine de la qualité de vie.

2.2.2.2 Différents types d'instruments

Les instruments psychométriques utilisant la technique des questionnaires ou des échelles sont utilisés pour la mesure de qualité de vie dans le domaine de la santé et en particulier en recherche clinique.

Les instruments de qualité de vie ne sont pas identiques. On distingue les instruments génériques et les instruments spécifiques que l'on utilisera en fonction de l'objectif de l'étude ou du domaine d'application de la mesure.

Les instruments génériques sont élaborés à partir des questionnaires qui sont testés dans la population générale. Ils sont applicables à une population en bonne santé ou à une population de malades (ils évaluent l'état global des patients quelle que soit leur pathologie). Ces instruments permettent des comparaisons de sujets atteints de différentes maladies et/ou originaires de différents pays quand ils sont validées dans plusieurs cultures. Ces instruments, devant être exhaustifs, manquent de profondeur et par suite, les variations qui sont importantes pour les patients ayant des conditions spécifiques peuvent ne pas être détectées. Par conséquent, les instruments génériques peuvent être moins sensibles au changement [38][48][51]. Le tableau 5 rassemble les principaux instruments génériques. Le SF-36 est le plus utilisés car il est adapté de nombreuses langues et cultures.

Les instruments spécifiques sont des échelles adaptées aux problèmes particuliers d'une population donnée et cernent les problèmes spécifiques à cette population. Lors de leur construction, elles sont testées sur la population pour laquelle elles ont été conçues. Ces mesures sont généralement plus sensibles aux changements que les mesures génériques.

2.2.2.3 Cotation des intruments : Index et profils

L'ensemble des instruments de mesure utilise essentiellement 4 systèmes de cotation de réponse, si l'on exclut les questions à réponses libres, qui correspondent aux échelles nominales, ordinales, par intervalles (ou continues) et aux ratios [101]. Les échelles les plus couramment utilisées dans les études de qualité de vie sont les échelles ordinales et les échelles continues.

Les échelles ordinales

Les réponses dichotomiques représentent le cas le plus simple des échelles ordinales, le plus souvent présenté par : vrai /faux, oui /non, présent/absent.
La « Likert scale » appartient à la classe des échelles ordinales. Les items ou les échelles à choix multiples comprenant plusieurs possibilités de réponses. On utilise des adverbes de fréquence, d'intensité que l'on veut chiffrer. Le score total de l'échelle représente la somme des scores des items [101]. L'utilisation d'un nombre pair de degré est préconisée pour éviter la «tendance centrale ». Le chiffre optimal pour de nombreux instruments de mesure est de 4 ou 5 [94].

Les échelles continues ou analogues linéaires

Présentées sous forme d'échelles visuelles analogiques de longueur fixe (ligne de 10 à 20 cm (10 cm en général) où l'état actuel du patient est marqué par un trait compris entre les deux extrémités définissant le minimum et le maximum d'une situation théorique, la distance qui sépare ce repère de l'une des extrémités représente la valeur de la mesure de la qualité de vie. Un item est unipolaire si une des graduations extrêmes représente l'état "normal", et bipolaire si l'état "normal" se situe entre les deux extrêmes [94]. Parfois on attribut des termes de quantification tout au long de ce continuum des réponses.

Suivant les règles de l'algorithme de calcul des scores, on distingue les index et les profils. L'index correspond au calcul d'un score global comme dans le cas du questionnaire EUROQoL tandis que les profils sont associés aux différentes dimensions de qualité de vie explorées par le questionnaire, sans les combiner en un score unique : c'est le cas du SF-36 [35][48].

Tableau 5. Principaux instruments génériques de la qualité de vie.

Instruments génériques [auteurs]	Nombre des items	Domaines d'application	Dimensions explorées
Sickness Impact Profile [Bergner M et al, 1981] [29-31]	136 items	Questionnaire pour analyser les impacts de toutes maladies sur le comportement.	12 chacune regroupée en 3 groupes : catégories indépendantes (repos et sommeil, repas, travail, activités domestiques, recréation), physique (ambulation, mobilité, soins corporelles et mouvement) et psychosociale (interaction sociale, éveil, comportement émotionnel et communication)
MOS 36-item Short Form Health Survey" (SF-36) [Ware, 1992][29-30] [32-34],	36 items	Mesurer le statut de santé et la qualité de vie liée à la santé.	8 Activité physique, limitations dues à l'état physique, douleur, vie et relations sociales, santé psychique, vitalité et santé perçue.
"Nottingham Health Profile" (NHP) [Hunt et al, 1981][29-30]][35]	Partie I : 38/ 6 domaines.	Evaluer l'impact des maladies et des traitements sur la santé ressentie.	6 Sommeil, mobilité physique, vitalité, douleur, réactions émotionnelles et isolement social.
	Partie II : 7 domaines		7 Emploie, activités de la vie quotidienne, vie sociale, vie domestique, vie sexuelle, loisirs et intérêts et jours fériés.
l'EuroQoL [29].	20 (révisé, 16 à la version originale	Evaluer l'impact des conditions de santé sur l'état physique et santé générale.	6 Mobilité, auto-soins, activités journalières, relations sociales, douleur, humeur
WHOQOL-100 [WHOQOL Group, 1995][21]	100 items	Développer une mesure internationale de la qualité de vie et répéter son engagement pour la promotion continue d'une approche holistique de santé et de soins de santé	6 Physique, psychologique, niveau de dépendance, relations sociales, environnement, croyances spirituelles/religieuses/ personnelles
Schedule for the Evaluation of Individual Quality of Life» (SEIQoL) [McGee HM, 1991] [36]		Le patient est invite à exprimer ce qu'il estime primordiaux pour déterminer sa qualité de vie.	Le malade détermine 5 (ou moins) domaines qui, à ce jour, sont les plus importants pour sa qualité de vie.
Patient-Generated Index (PGI) [36]		Le patient est invite à déterminer les aspects négatifs liés à sa maladie et/ou son traitement	Le malade détermine 5 aspects liés à sa maladie/aux traitements qui, à ce jour, le gênent les plus

2.2.3 Domaines d'application et intérêts de la mesure de la qualité de vie

La définition de l'OMS de la santé montre l'importance de mesurer le bien-être pour mesurer l'utilité des différentes procédures de prise en charge de la maladie. A cette fin, la mesure de la qualité de vie liée à l'état de santé permet de fournir une évaluation plus précise du bien-être des individus (ou groupes d'individus) ainsi que les bénéfices et les effets secondaires qui peuvent résulter d'un traitement donné [102]. Elle s'applique aussi aux soins conférés aux maladies chroniques tels que les maladies dégénératives chroniques, le diabète, les maladies cardio-vasculaires et rénales chroniques, le SIDA (Syndrome d'Immuno-Déficience Acquise) et chez les personnes âgées. L'étude de qualité de vie permet ainsi la prise en charge du malade dans sa globalité (approche holistique du malade, corps et âme).

Les études de la qualité de vie peuvent servir aussi à évaluer l'impact d'une nouvelle thérapeutique (efficacité, impact de ses effets secondaires et de sa toxicité, études coût - utilité) [103] pour une meilleure prise en charge des malades. L'appréciation du patient sur le vécu de son traitement et de sa maladie c'est-à-dire de sa qualité de vie est maintenant considérée comme un critère de jugement utile, voire nécessaire en recherche clinique [104]. La mesure de la qualité de vie est utilisée fréquemment dans les essais thérapeutiques de phase III comparant deux ou plusieurs thérapeutiques dans le but de mettre en évidence une différence ou une équivalence d'efficacité [104].

Les mesures de qualité de vie peuvent accompagner des évaluations d'actions de santé publique : par exemple i) les études de coût permettant de réaliser des comparaisons entre pathologies et pour une même pathologie des comparaisons entre pays, permettent de cerner l'impact de la maladie sur la société et guider les politiques sanitaires [105]; ii) l'évaluation de l'impact d'une campagne de dépistage sur la qualité de vie des personnes dépistées que le résultat sera positif ou négatif [106].

Le concept de qualité de vie est également intégré dans l'expression de la survie et utilisée dans les études du coût - efficacité (QALY) [105]. Le QALY est un indicateur unique, exprimé sous forme de valeurs numériques comprise entre 0 (mort) à 1 (état de santé parfaite) permettent de combiner la durée de vie gagnée et la qualité subjective de cette vie.

2.2.4 Limites des études de qualité de vie

L'absence de consensus pour une définition unique et universelle pour la mesure de la QDV rend difficile l'évaluation de la validité de construit des instruments de mesure de la QDV.

Les hypothèses à propos des constituants de la qualité de vie peuvent remettre en cause la validité de ces instruments : exemple : plusieurs échelles de qualité de vie incluent la mesure de la capacité fonctionnelle malgré un manque de justification théorique pour l'hypothèse qu'un fonctionnement normal est nécessaire pour une bonne qualité de vie [26].

Sur le plan éthique, l'idée de qualité de vie laisse croire que certains malades, parce qu'incapables de contribuer à l'édification de la société, n'ont plus droit aux ressources du milieu et de la médecine au même titre que les autres. Elle justifierait alors parfois que l'on supprime une vie, en cas de choix entre deux patients, qu'on privilège celui qui a plus de valeur ou d'importance [107][26].

Qu'ils soient génériques ou spécifiques, les questionnaires de qualité de vie usuels ont été conçus en faisant référence à un individu en bonne santé d'une population donnée. Ils sont aptes à fournir des informations valables en moyenne pour l'ensemble du groupe pris comme référence. En revanche, au niveau individuel, ces questionnaires ne sont pas assez sensibles, aucune pondération propre à l'individu, aucune préférence du patient pouvant personnaliser la décision n'est possible [36].

Partie B

POPULATION ETUDIEE
ET
RECUEIL DES DONNEES

I. METHODOLOGIE DU RECUEIL DES DONNEES

1.1 ECHANTILLONNAGE

1.1.1 La population cible

Il s'agit d'une étude descriptive transversale, qui s'est déroulée dans les deux départements du sud Liban durant la période allant du 1er février au 30 septembre 2000. La base de sondage se réfère au recensement de 1996 [53] complété par les informations de Mawla et al [108]. La notion d'urbain et de rural au Liban a été définie à partir du décret no 116 de 12 juin 1959, complété par plusieurs annexes, mis à jour en 25 mai 2000 [109]. Ce décret distingue les villes et les villages (grands et petits villages). L'enquête a porté sur les zones correspondant aux deux départements de Nabatieh et du Liban Sud qui représentent 15.7% des résidents sur le territoire libanais (tableau 1) [53]. Les territoires occupés (les zones occupées des districts de Jezzine, Hasbaya, Marjeyoun, Beint Jbeil et du Tyr) du Liban sud ainsi que les camps palestiniens ont été exclus de l'étude (figure 3). En tout, la population cible comptait environ 400 000 résidents dont 1/3 habitent en milieu urbain.

1.1.2 L'echantillon étudié

L'étude a porté sur un échantillon de la population cible obtenu par un tirage aléatoire à plusieurs niveaux : (1) le département, (2) les villes (urbain) et les villages (rural), (3) les quartiers, (4) les foyers, (5) les individus.

Les villes et les villages classés séparément par ordre décroissant du nombre d'habitants ont été tirés au sort en distinguant les grands villages (nombre des habitants supérieur à 3 000 habitants) et les petits villages (nombre d'habitants inférieur ou égal à 3 000 habitants). Après tirage au sort des quartiers, le nombre de ménages sélectionnés était de 5 pour les petits villages et de dix pour les grands villages. Etant donné l'absence d'une base de données fiable pour faire le tirage au sort classique, le choix des ménages a été réalisé par la méthode de sondage dite «méthode des itinéraires » [84]. L'enquêteur définissait au hasard un point de départ dans le quartier sélectionné, marchait 100 mètres vers le Nord-Ouest, entrait dans la première maison à gauche, et s'il y a plusieurs étages, choisissait le 2ème foyer. Dans les petits villages, le point de départ était un lieu bien spécifique tel que : école, mosquée ou église, place principale du village. Cette procédure était répétée en tenant compte de la fraction de sondage pour les villes (1 logement sur 8) et les villages (1 logement sur 10).

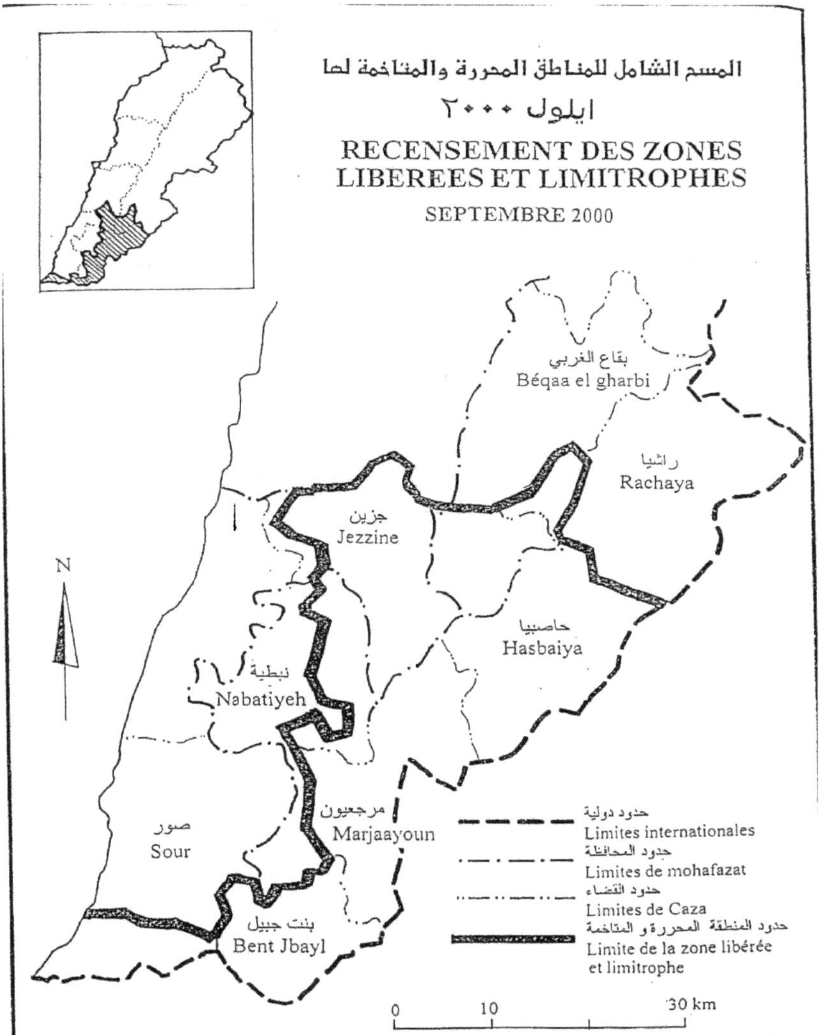

Figure 3. Zones occupées et limitrophes au Liban Sud.

Au niveau des individus, le nombre de personnes tirées au sort au sein des familles précédemment sélectionnées était fonction du nombre (n) de personnes âgées de 14 ans et plus au moment de l'enquête : une personne si n était inférieur ou égal à 3 ; deux personnes si n était compris entre 4 et 6 et trois personnes si n était supérieur ou égal à 7.

Le premier individu était tiré au sort selon la méthode du statisticien Kish [110]. Cette méthode consiste à attribuer aléatoirement au ménage, avant l'entretien, une catégorie parmi les huit proposées par Kish (tableau de randomisation formé de 8 colonnes et 6 lignes) puis durant l'entretien à numéroter les individus âgés de 14 ans et plus selon l'âge (par ordre décroissant d'âge). Le premier adulte sélectionné est choisi en fonction de la catégorie du ménage et du nombre d'individus âgés de 14 ans et plus au moment de l'enquête. Cette méthode Kish, a été complétée par un tirage aléatoire des individus à enquêter au sein du ménage : les personnes ont été choisies en ajoutant au rang de l'adulte tiré en premier un nombre égal à la fraction de sondage dans le ménage selon le nombre des résidants dans le ménage ayant un âge supérieur à 14 ans. Par exemple, supposons que l'individu « Kish » occupe le deuxième rang, et que le nombre n de personnes ayant un âge supérieur ou égal à 14 ans soit de 4 ; dans ce cas, la fraction de sondage pour ce ménage est égale à deux (4/2) puisque deux personnes sont tirées au sort si n est compris entre 4 et 6 ; la 2ème personne à sélectionner dans le ménage est donc la 4ème personne âgée de 14 ans et plus.

En tenant compte de la proportion des urbains et des ruraux, 366 ménages répartis dans 32 villages et 3 villes devaient être sélectionnés. Pour chaque famille sélectionnée une famille voisine suppléante était prévue en cas de refus de participation

Les malades mentaux, les personnes hospitalisées, les habitants des résidences secondaires ainsi que les personnes vivant dans les foyers de travailleurs saisonniers et/ou étrangers ont été exclus de l'étude. Le champ de l'enquête comprend l'ensemble de la population résidente habituellement au Sud Liban. En vue de l'évaluation de la morbidité déclarée par la personne elle-même et de sa qualité de vie exprimée à l'aide du questionnaire SF-36, les personnes incapables de répondre ont aussi été exclus. Cette étude s'est déroulée en dehors des institutions de soins (la qualité de vie peut être affectée par l'hospitalisation). Cette étude n'inclus pas la morbidité hospitalière.

1.2 RECUEIL DES DONNEES

Deux types d'informations ont été recueillis : des informations sur les ménages et des informations sur les individus. Les informations ont été recueillies au cours d'un entretien dirigé à l'aide d'un questionnaire.

Le questionnaire SF-36 a été rempli par auto administration ou par entretien avec les enquêteurs de l'étude (méthode face à face) par les personnes sélectionnées au sein des ménages et ayant donné leur consentement. La poursuite de l'entretien permettait d'obtenir les autres informations. Les enquêteurs, au nombre de cinq, avaient été entraînés pour la passation de ce type de questionnaire et disposés d'un guide pratique d'utilisation.

1.2.1 Questionnaire concernant les ménages

Le ménage est un ensemble d'individus partageant le même logement et ayant des dépenses d'alimentation en commun. Généralement, le ménage est identifié par le logement qu'il occupe. Cependant, quoique très rares, certains logements peuvent être occupés par plus d'un ménage. Font partie du ménage les personnes résidant habituellement dans le logement, qu'elles soient liées ou non entre elle par un lien de parenté (à l'exception des personnels de service). Sont comptés aussi parmi les résidents, certains membres qui résident temporairement à l'extérieur pour diverses raisons : travail (militaires, forces de sécurité intérieures...), maladie et santé (hospitalisés, dans les centres de psychiatrie et d'autres centres de soins pour des durées temporaires) et les études. Sont exclus du ménage les enfants ou autres parents ayant quitté définitivement le logement.

Le questionnaire concernant les ménages recueillait des informations décrivant le logement, le type d'habitation, la composition du ménage, le niveau social du ménage, le nombre de personnes handicapées dans le ménage, les caractéristiques du chef du ménage (age, genre), la consanguinité : 1er degré (les cousins), 2ème degré (cousins des parents) et autres (couples descendant de la même famille, lien de parenté avec les arrières grands parents), et les données sociodémographiques et économiques de tous les résidants au foyer (Annexe 2).

1.2.2 Questionnaire concernant les individus

Le questionnaire « individu » s'adressait aux individus tirés au sort dans les ménages. Il contenait les parties suivantes :

1.2.2.1 Les données sociodémographiques

- L'age (en années) recodé en 4 classes : 14-19 ans, 20-29, 30-60 et 60 et plus.
- L'activité professionnelle (dernière activité exercée, si plusieurs : la principale). La profession exercée est codée selon la classification adoptée par le ministère des affaires sociales durant le recensement de 1996 et recodée en 4 groupes : les actifs, les scolarisés, les femmes au foyer et les autres inactifs (chômeurs, retraités, rentiers, âgées).
- Le genre (homme, femme).
- L'éducation, recodée en 4 classes : illettrés, écrit et lit et niveau scolaire primaire, niveau scolaire complémentaire et secondaire, niveau scolaire universitaire et supérieur. Les personnes qui ont appris à lire et écrire dans les populations âgées ainsi que les personnes qui n'ont pas terminé le premier cycle d'études sont classées dans la catégorie «sait lire et écrire », les autres catégories comprennent les personnes qui ont accompli les différents cycles d'études.

1.2.2.2 Les données environnementales

- La culture religieuse (musulmane /chrétienne).
- L'habitat ou lieu d'habitation (urbain/ rural).
- La perception de la situation financière reclassée en 3 niveaux (très mauvaise & mauvaise, moyenne et bonne & très bonne).
- La satisfaction au travail en 3 classes (oui totalement satisfait, oui partiellement satisfait, non satisfait).
- La survenue d'un événement grave au cours des 12 derniers mois (codé en oui/non)
- L'index global de qualité de vie regroupé en 3 classes (très mauvaise & mauvaise, moyenne et bonne & très bonne).

1.2.2.3 Le mode de vie

- Le tabagisme : la description de la consommation actuelle (2 classes : oui/non) et la consommation passée pour les ex-fumeurs (2 classes). La réponse est positive si la personne à fumé d'une façon régulière au moins une cigarette par jour ou si elle est fumeur de Narghilé.
- La consommation d'alcool (2 classes : oui/non).
- Les activités physiques (au travail, pendant les loisirs), recodées en 2 classes: oui si l'activité physique est équivalente à une heure de marche par jour d'une façon régulière, non si l'activité physique est irrégulière ou pas d'activité physique.

1.2.2.4 La morbidité déclarée

- L'obésité est mesurée par l'index de la masse corporelle (IMC) calculé à partir du poids et de la taille déclarées par les enquêtés (poids/taille^2) classé en 4 catégories selon l'O.M.S : maigre (IMC<18.5 Kg/m²), poids normal (18.5 ≤ IMC<25 Kg/m²), surpoids (25 ≤ IMC<30 Kg/m²), et obèse (IMC≥30 Kg/m²) [111].
- Les problèmes de santé déclarés furent considérés présents si une réponse positive était donnée aux questions posées que les personnes en souffrent actuellement ou qu'elles en aient souffert pendant les 12 derniers mois, puis recodés ensuite selon la Classification Internationale des Maladies CIM 10 [112]. Les données de morbidité ont été validées ensuite par un médecin.

1.2.2.5 La consommation médicale et la prise en charge

- Le recours aux services de santé durant les 12 derniers mois et le type des services utilisés étaient recensés.
- La consommation des médicaments, et plus particulièrement celle des antalgiques et des psychotropes (tranquillisants, hypnotiques, antidépresseurs) était recueillie.

1.2.2.6 La qualité de vie

La qualité de vie est évaluée à l'aide du questionnaire de qualité de vie (SF-36). La première question du SF-36 apprécie le niveau de santé perçue avec 5 possibilités de réponse regroupés en 3 classes : excellente, très bonne, et bonne/ moyenne /mauvaise.

II. DESCRIPTION DE LA POPULATION ETUDIEE

La majorité des ménages sélectionnés a accepté de participer à cette étude. Parmi les 366 ménages choisis, 347 (94.81%) ont accepté de participer à l'étude correspondant à 1632 personnes parmi lesquelles 527 ont été tirés au sort pour répondre aux questionnaires individuels (qualité de vie et morbidité déclarée). Après avoir donné leur consentement, seules trois personnes ont refusé de répondre, 524 personnes ont rempli les questionnaires (figure 4).

La comparaison des caractéristiques des ménages et des chefs de famille en fonction de l'habitat a été réalisée à l'aide du test du chi2 ou du test exact Fisher pour les variables qualitatives et du t-test pour les variables quantitatives. Une approche statistique similaire a été utilisée pour comparer les caractéristiques sociodémographiques, le mode de vie et les données de morbidité des individus en fonction de l'habitat et du genre.

2.1 DESCRIPTION DES MENAGES

2.1.1 Description des ménages en fonction du lieu d'habitation (tableau 6)

Un tiers (32%) des 347 ménages étudiés sont des urbains et deux tiers (68%) des ruraux, répartition représentative de la proportion des villes par rapport aux campagnes au sud Liban d'après notre procédure d'échantillonnage. La majorité des ménages sont propriétaires de leur logement (83%) avec une proportion plus importante en milieu rural (92.3% versus 64.3% ; p<0.0001). Le nombre moyen des pièces et la surface moyenne par logement sont similaires en milieu urbain et en milieu rural, respectivement égaux à 4 (DS=1.47) et 147 m^2 (DS=61.1). Trente trois pourcent des ménages ne possèdent pas de voiture. Le nombre moyen de personnes par ménage égal à 4.71 personnes (DS=2.08) n'est pas lié à l'habitat, de même que le nombre de ménages composés d'une seule personne (3.6% des ménages en milieu urbain et 4.3% en milieu rural). Le ménage s'agrandit par l'intégration en son sein, des conjoints et des descendants des enfants - qui ne quittent pas leur famille après leur mariage - ainsi que des frères et sœurs et des grands- parents. Les ménages élargies représentent 9.2% des ménages (12.5% des en milieu urbain et 11.1% en milieu rural). Le taux élevé de foyers avec au moins une personne handicapée (17%) n'est pas lié au lieu d'habitation : 17.9% en milieu urbain vs. 16.6% en milieu rural.

Figure 4. Schéma récapitulatif de la population éligible et étudiée.

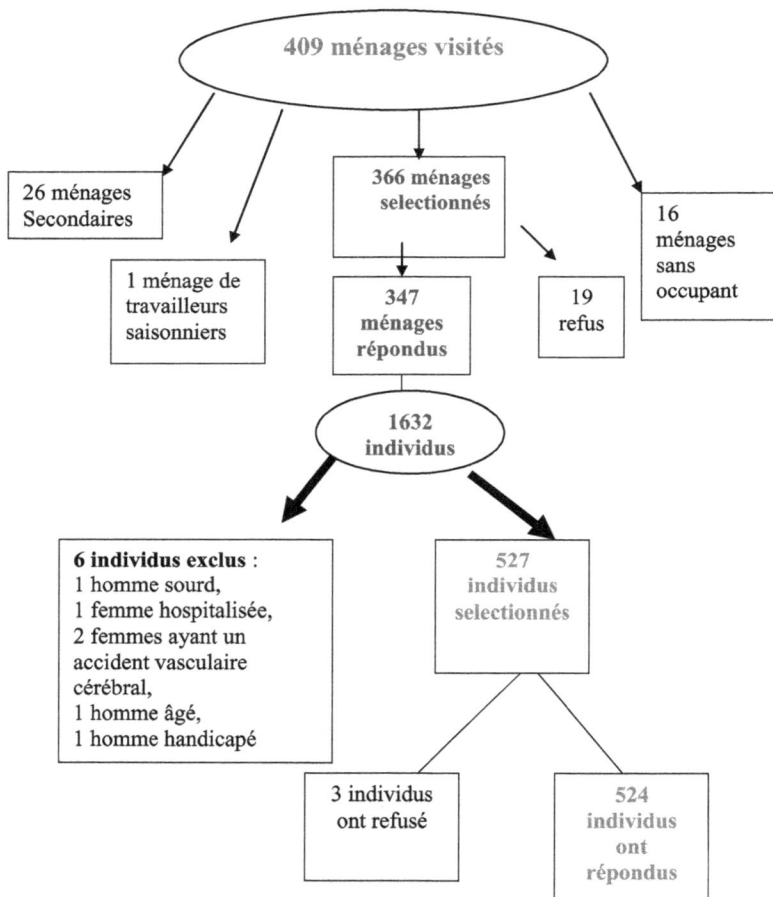

Tableau 6. Principales caractéristiques des ménages selon le lieu d'habitation (n= 347).

principales caractéristiques des ménages (n= 347)	Total n (%)	Urbain n (%)	Rural n (%)	Signification (p)
Effectif ménages	347 (100)	112 (32.3)	235 (67.7)	
Mode d'habitation				**<0.0001**
Maison particulière	204 (58.8)	34 (30.4)	170 (72.3)	
Immeuble	143 (41.2)	78 (69.6)	65 (27.7)	
Type de ménage				0.34
Seul	14 (4)	4 (3.6)	10 (4.3)	
Famille	301 (86.7)	94 (83.9)	207 (88.1)	
Famille élargie et autres	32 (9.2)	14 (12.5)	18 (7.7)	
Voiture				**0.026**
Non	116 (33.4)	116 (33.4)	67 (28.5)	
Oui	231 (66.6)	231 (66.6)	168 (71.5)	
Handicapé au ménage				0.77
Non	288 (83.0)	92 (82.1)	196 (83.4)	
Oui	59 (17.0)	20 (17.9)	39 (16.6)	
LCI -M				0.95
Très bas	15 (4.3)	6 (5.4)	9 (3.8)	
Bas	58 (16.7)	19 (17.0)	39 (16.6)	
Moyen	134 (38.6)	42 (37.5)	92 (39.1)	
Elevé	109 (31.4)	34 (30.5)	75 (31.9)	
Très élevé	31 (8.9)	11 (9.8)	20 (8.8)	

2.1.2 Description des chefs de ménages (Annexe I -tableaux 8 et 9)

Le chef de famille est une femme dans 17.9% des cas en milieu urbain et dans 17.4% des cas en milieu rural. Ces femmes sont pour la plupart veuves, divorcées ou célibataires (86.7%). Seulement 47% des chefs des foyers ont une couverture sociale. Plus de la moitié d'entre eux ont été déplacés. Les deux principales causes de déplacement sont la guerre (50%) et des raisons professionnelles (32 %). La consanguinité entre les conjoints est de 30%, elle est deux fois plus importante en milieu rural qu'en milieu urbain (36% vs 18% ; p=0.001). L'index de précarité varie selon le genre du chef de famille : 31.7% des chefs de ménage féminins et 18.8% des chefs de ménage masculins appartiennent au niveau très bas et bas du LCI-M (p=0.01) (tableau 19).

2.1.3 Caractéristiques démographiques de l'ensemble de la population des ménages de l'étude (n=1632) (Annexe I - tableau 10)

Trente trois pour cent de la population étudiée résident en milieu urbain. La majorité des étrangers résident en milieu urbain (10% en milieu urbain vs 0.3% en milieu rural ; p<0.0001). La majorité est de religion musulmane mais il y a plus de chrétiens en milieu rural qu'en milieu urbain (10.9% en milieu urbain vs 15.5% en milieu rural ; p=0.012).

2.1.4.1 Structure d'âge et genre

La moyenne d'âge est de 29.6 ans (écart type = 20.1 ans) avec une médiane de 25 ans, sans disparité entre milieu urbain et rural (29.4 ± 19.9 ans vs 29.6 ± 20.2 ans; p=0.86). La distribution selon l'âge est comparable en milieu urbain et rural, seules les personnes âgées de 65 ans et plus sont un peu plus nombreuses en milieu rural qu'en milieu urbain (5.6% en milieu urbain vs 8.4% en milieu rural ; p=0.15).

Les femmes représentent 51.2% de la population avec une moyenne d'âge de 30.2 ans (écart type de 19.9 ans, extrêmes de zéro à 85 ans) et une médiane de 27 ans. Les hommes ont une moyenne d'âge de 28.9 ans (écart type de 20.4, extrêmes de zéro à 90 ans) et une médiane de 23 ans. La distribution par tranche d'âge et par genre (figure 5) montre qu'il y a plus des femmes que des hommes dans les tranches d'âges 25 à 44 ans alors que le rapport est inverse pour les tranches d'âges de 5 à 25 ans. La population comprend environ 28 % de personnes âgées de moins de 15 ans, et 7.5 % de personnes de 65 ans et plus.

2.1.4.2 Situation de famille

Globalement, il n'y a pas de différence statistiquement significative de la situation de famille selon l'habitat et le genre. Cependant, il y a plus des célibataires du genre masculin (61.2% des hommes versus 54.4% des femmes ; p<0.001), alors qu'il y a plus de veufs et de divorcés ou de séparés chez les femmes (0.4% des hommes vs 7.9% des femmes ; p<0.001).

2.1.4.3 Caractéristiques socio-économiques

Plus de la moitié des personnes composant les ménages étudiés (51.53%) a un niveau d'études inférieur ou égale au primaire et 10.13% sont illettrés.

L'analphabétisme est plus important en milieu rural qu'en milieu urbain (12.3% vs. 6.2%; p<0.0001). De plus il y existe un écart important entre les deux genres (6.4% des hommes vs 14% des femmes sont analphabètes; p<0.0001).

Les actifs représentent 35.8 % de la population , 34.7% sont scolarisés et 30.5% sont des inactifs. Parmi les inactifs 20.2% sont des femmes au foyer. Les chômeurs représentaient 1.5% de la population étudiée. Les professions exercées sont différentes selon l'habitat et selon le genre. Le type de profession varie en fonction de l'habitat (p <0.0001) avec une prépondérance d'ouvriers et de travailleurs salariés en ville (7.4% vs 3.2%) et d'agriculteurs en milieu rural (8.5% vs 3.4%), de même il y a plus de travailleurs indépendants en milieu rural (14.5% vs 10.2%) et plus de cadres supérieurs et moyens en ville (7.9% vs 5.2%). On retrouve une disparité entre les genres (p<0.0001) : on observe 51% d'actifs chez les hommes contre 21.4% chez les femmes. La figure 6 donne la répartition des différentes activités professionnelles de la population active de l'étude.

La fréquence des individus non assurés est légèrement supérieure en milieu rural (57.5%) qu'en milieu urbain (56.1%), ainsi que chez les hommes (56.6%) par rapport aux femmes (55.3%) sans que cette différence soit statistiquement significative. Cependant, le régime de la couverture médicale n'est pas similaire chez les résidants en milieu urbain et en milieu rural (p<0.0001) alors qu'il ne dépend pas du genre (p=0.30).

2.1.4.4 Mobilité de la population

Sur l'ensemble des individus, plus d'un tiers (35%) de la population a été déplacé : 31.3 de la population urbaine et 36.9% de la population rurale (p=0.026). La majorité a été déplacée à cause de la guerre (17.6%) dont 13.2% des individus de la population urbaine et 19.7% de la population rurale. Les autres causes de déplacement sont principalement le mariage 5.7% et le travail 4.4% (voir annexe I, tableau 10). 25.4% ont été déplacés à l'intérieur du pays, tandis que 9.6% ont été déplacés à l'étranger.

2.1.4.5 Personnes handicapées aux ménages

La fréquence des handicapés ne diffère pas selon le milieu urbain et rural, mais on note une fréquence plus grande et statistiquement significative des handicapés de genre masculin (5.1% vs 3% ; p=0.028).

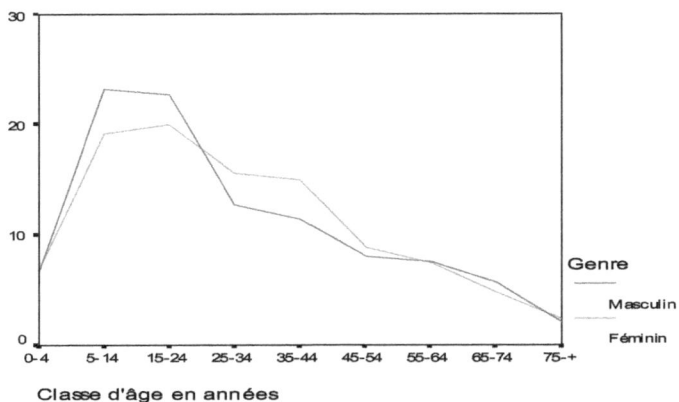

Figure 5. Distribution de l'âge selon le genre sur l'ensemble de la population de l'étude (n=1632).

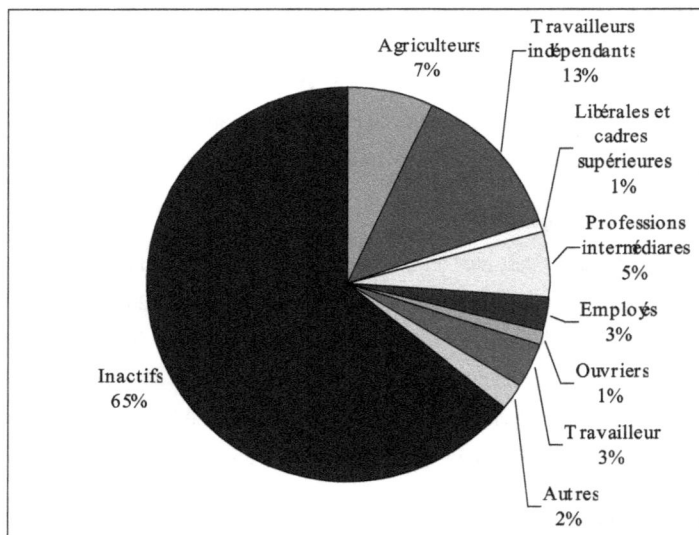

Figure 6. Répartition des catégories socioprofessionnelles de la population de l'étude (n=1632).

2.2 DESCRIPTION DES INDIVIDUS ENQUETES

2.2.1 Caractéristiques sociodémographiques (n=524)

Le tableau 7 rassemble les caractéristiques sociodémographiques des individus interrogés en fonction du lieu d'habitation et du genre.

L'age moyen est 38.8 ans (écart-type 17.7 ans, médiane de 36 ans), avec un minimum de 14 ans et un maximum de 86 ans. Les femmes représentent les deux tiers (61.6%) de cet échantillon et sont en moyenne un peu plus jeunes que les hommes (37 ans vs. 41 ans, p=0.013).

Près de la moitié des sujets enquêtés (48%) a un niveau d'éducation primaire ou moins, 13.5 % sont illettrés et 10.7% ont un niveau universitaire ou supérieur. Le niveau d'éducation est plus bas en milieu rural (16.2% d'illettrés vs 8.1% ; p=0.06) et chez les femmes (16.4% de femmes illettrées vs 9% des hommes ; p=0.006). La profession dépend de l'habitat (p <0.0001) avec une prépondérance d'ouvriers et de travailleurs salariés en ville (9.2% vs 2.9%) et d'agriculteurs en milieu rural (13.4% vs 1.7%). Le pourcentage des actifs est deux fois plus important chez les hommes que chez les femmes: 72.1% contre 30% (p<0.0001).

Plus de la moitié de la population étudiée (57.3%) est mariée, en milieu urbain comme en milieu rural. La moitié (54.4%) seulement de la population étudiée n'est affiliée à aucun régime de sécurité sociale.

2.2.2 Mode de vie (tableau 7)

Quarante deux pour cent de la population déclarent fumer actuellement et 14.4% sont des ex-fumeurs. La proportion des fumeurs actuels sur l'ensemble de la population est de 42 %, celle des anciens fumeurs est de 14.4%. Le tabagisme n'est pas lié à l'habitat mais il y a une différence significative entre les hommes et les femmes (52% chez les hommes vs 35% chez les femmes; p <0.0001) et des disparités selon la classe d'âge (figure 7).

Seize pour cent des sujets de l'enquête ont déclaré consommer de l'alcool. Cette consommation est indépendante de l'habitat mais elle est significativement plus importante chez les hommes que chez les femmes (23.9% vs 10.5%; p <0.0001).

Tableau7. Variables sociodémographiques et environnementales et mode de vie des personnes enquêtées en fonction du lieu d'habitation et du genre (n=524).

Les variables	Total n (%)	Milieu		p	Genre		P
		Urbain (%)	Rural (%)		Homme (%)	Femme (%)	
n (%)	524 (100)	173 (33)	351 (67)		201 (38.4)	323 (61.6)	
Age ans (m±SD)	38.8± 17.7	38.0 ±17.3	39.2 ±17.9	0.48	41.2 ±19.4	37.3±16.5	**0.01**
Extrêmes ans	14-86	14-86	14-84		14-86	14-80	
Médiane	36	36	36		41	35	
Age (années) :				0.61			**0.001**
14-19	82 (15.6)	30 (17.3)	52 (14.8)		32 (15.9)	50 (15.5)	
20-39	208 (39.7)	66 (38.2)	142 (40.5)		64 (31.8)	144 (44.6)	
40-59	147 (28.1)	51 (29.5)	96 (27.4)		57 (28.4)	90 (27.9)	
60 et plus	87 (16.6)	26 (15.0)	61 (17.4)		48 (23.9)	39 (12.1)	
Genre				0.79			
Homme	201 (38.4)	65 (37.6)	136 (38.7)				
Femme	323 (61.6)	108 (62.4)	215 (61.3)				
Niveau d'éducation				**0.06**			**0.01**
Illettré	71 (13.5)	14 (8.1)	57 (16.2)		18 (9.0)	53 (16.4)	
Ecrit et lit / primaire	180 (34.4)	59 (34.1)	121 (34.5)		80 (39.8)	100 (31.0)	
Collège / secondaire	217 (41.4)	78 (45.1)	139 (39.6)		75 (37.3)	142 (44.0)	
Universitaire / supérieur	56 (10.7)	22 (12.7)	34 (9.7)		28 (13.9)	28 (8.7)	
Situation de famille				0.57			**<0.0001**
Célibataire	185 (35.3)	64 (37.0)	121 (34.5)		75 (37.3)	110 (34.1)	
Marié, fiancé	300 (57.3)	94 (54.3)	206 (58.7)		124 (61.7)	176 (54.5)	
Divorcé/ séparé/ veuf	39 (7.4)	15 (8.7)	24 (6.8)		2 (1.0)	37 (11.5)	
Catégorie socio-professionnelle				0.40			**<0.0001**
Actifs	243 (46.4)	79 (45.7)	164 (46.7)		145 (72.1)	98 (30.3)	
Scolarisés	75 (14.3)	28 (16.2)	47 (13.4)		25 (12.4)	50 (15.5)	
Femmes au foyer	169 (32.3)	58 (33.3)	111 (31.6)		0 (0.0)	169 (52.3)	
Autres inactifs	37 (7.1)	8 (4.6)	29 (8.3)		31 (15.4)	6 (1.9)	
Sécurité sociale				0.26			0.19
Non	285 (54.4)	88 (50.9)	197 (56.1)		102 (50.7)	183 (56.7)	
Oui :					99 (49.3)	140 (43.3)	
CNSS	113 (21.6)	42 (24.3)	71 (20.3)		43 (21.4)	70 (21.7)	
COOP/ Armé et FSI[a]	96 (18.3)[a]	30 (17.4)	66 (18.8)		43 (21.4)	54 (16.4)	
Autres, privé	30 (5.7)	13 (7.5)	17 (4.8)		13 (6.5)	17 (5.3)	
Culture religieuse				**0.07**			0.32
Musulmane	435 (83.0)	151 (87.3)	284 (80.9)		171 (85.1)	264 (81.7)	
Chrétienne	89 (17.0)	22 (12.7)	67 (19.1)		30 (14.9)	59 (18.3)	
Perception situation financière				0.42			**0.01**
Très mauvaise & mauvaise	139 (26.5)	46 (26.6)	93 (26.5)		68 (33.8)	71 (22)	
Moyenne	286 (54.6)	89 (51.4)	197 (56.1)		100 (49.8)	186 (57.6)	
Bonne & très bonne	99 (18.9)	38 (22.0)	61 (17.4)		33 (16.4)	66 (20.4)	
Evénement grave				0.47			**0.04**
Non	267 (51)	92 (53.2)	175 (49.9)		114 (56.7)	153 (47.4)	
Oui	257 (49)	81 (46.8)	176 (50.1)		87 (43.3)	170 (52.6)	
Satisfaction au travail				0.39			**<0.0001**
Non	55 (10.5)	22 (12.7)	33 (9.4)		41 (20.4)	14 (4.3)	
Oui	188 (35.9)	57 (32.9)	131 (37.3)		104 (51.7)	84 (26.0)	
Sans objet	281 (53.6)	94 (54.3)	187 (53.3)		56 (27.9)	225 (69.7)	
Perception qualité de vie				**0.05**			0.50
Très mauvaise & mauvaise	73 (13.9)	25 (14.5)	48 (13.7)		27 (13.4)	46 (14.2)	
Moyenne	205 (39.1)	55 (31.8)	150 (42.7)		85 (42.3)	120 (37.2)	
Bonne & très bonne	246 (46.9)	93 (53.8)	153 (43.6)		89 (44.3)	157 (48.6)	
Tabac				0.13			**<0.0001**
Non	306 (58.4)	93 (53.8)	213 (60.7)		96 (47.8)	210 (65.0)	
Oui	218 (41.6)	80 (46.2)	138 (39.3)		105 52.2)	113 (35.0)	

Activité physique (loisirs)				0.73			0.06
Non	226 (43.1)	78 (45.1)	148 (42.2)		75 (37.3)	151 (46.7)	
Oui régulièrement *	166 (31.7)	51 (29.5)	115 (32.8)		66 (32.8)	100 (31.0)	
Oui irrégulièrement	132 (25.2)	44 (25.4)	88 (25.1)		60 (29.9)	72 (22.3)	
Activité physique (travail)							
Non	101 (19.3)	38 (22.0)	63 (17.9)	0.44	24 (13.4)	47 (14.6)	0.006
Oui régulièrement*	349 (66.6)	109 (63.0)	240 (68.4)		121 (60.2)	228 (70.6)	
Oui irrégulièrement	74 (14.1)	26 (15.0)	48 (13.7)		53 (26.4)	48 (14.9)	

Abréviations et Notes : n = taille de l'échantillon, CNSS : Caisse Nationale de Sécurité Sociale, COOP : coopérative de fonctionnaires, FSI : Forces de Sécurité Intérieures, [a] : COOP=47 (9%) et armé et FSI = 49 (9.4%) ; il y a 7 personnes (1.4%), dont 3 (1.8%) en milieu urbain et 4 (1.2%) en milieu rural ayant une couverture supplémentaire de maladie. * : oui= équivalence à au moins 1 heure de marche par jour.

La majorité (66.4%) des personnes interrogées pratiquent une activité physique régulière professionnelle ou au foyer (travail domestique). Il n'y a pas de différence statistiquement significative selon l'habitat, mais il existe une différence selon le genre (60.2% des hommes vs 70.6% des femmes, p=0.006). Cependant, 37.3% des hommes et 46.7% des femmes (p=0.06) ne pratiquent aucune activité physique de loisirs.

Figure 7. Relation entre le tabagisme et l'âge (classe de dix ans) en fonction du genre.

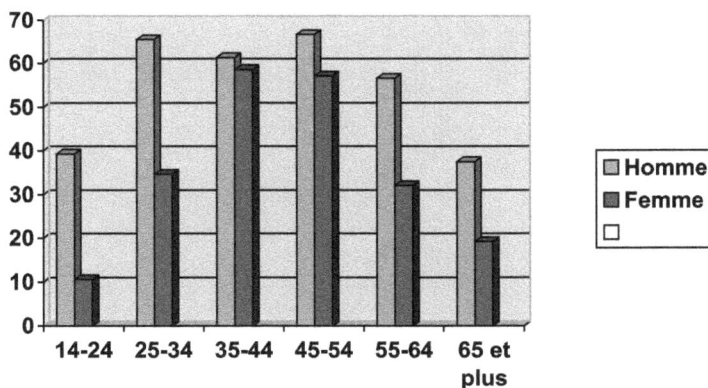

2.3 Commentaires sur la population de l'etude

La population des ménages inclus dans l'étude, représentant 1632 personnes, est comparable à la population générale du Liban en ce qui concerne l'âge et le genre. Il y a 50.4 % de femmes et 29 % de personnes de moins de 15 ans dans la population générale (tableau 1) et l'on observe 51.2 % de femmes et 28 % de jeunes de moins de 15 ans dans la population étudiée (tableau 10 - Annexe 1).

En ce qui concerne les individus enquêtés (n = 524), le pourcentage de femmes est légèrement supérieur (61.6%) à la population générale. Cette différence peut s'expliquer en partie par la répartition différente entre les deux sexes selon l'âge. En effet, dans la tranche des moins de 15 ans, non incluse dans l'échantillon enquêté, le pourcentage des hommes est supérieur à celui des femmes (figure 5).

Partie C

ADAPTATION ET VALIDATION
DU SF-36 EN ARABE
ET D'UN INDEX DE PRECARITE (LCI)

I. ADAPTATION ET VALIDATION DU SF-36 EN ARABE

1.1 DESCRIPTION DU QUESTIONNAIRE SF-36 ("SHORT FORM-36 HEALTH SURVEY")

Le SF-36 est un instrument générique de mesure de la qualité de vie. Il peut être utilisé pour évaluer la santé ou la qualité de vie reliée à la santé quelles que soient les maladies qui atteignent la population étudiée. Le SF-36 a été utilisé, validé et testé dans de nombreuses études menées sur un plan international car il est facilement compréhensible, relativement court et présente une grande fiabilité [32-34]. Le SF-36 est constitué de 36 questions, évaluant 8 dimensions de la santé : l'activité physique (PF), les limitations dues à l'état physique (RP), les douleurs physiques (BP), la santé perçue (GH), la vitalité (VT), les relations sociales (SF), les limitations dues à l'état psychique (RE), la santé mentale (MH) et l'évolution de la santé perçue (HT). Il s'agit d'un questionnaire auto-administré ou administré par un enquêteur. La durée moyenne de passation de SF-36 est d'environ 10 minutes. Les réponses des sujets sont présentées sous forme de profil (un score est calculé pour chaque dimension de SF-36) [33].

Le score de chaque dimension est obtenu par sommation simple des scores des items correspondant à la dimension. Un score élevé correspond à une bonne qualité de vie. La méthode de codage du SF-36 a été faite selon les recommandations de l'auteur [33] : à partir des réponses au questionnaire les valeurs des scores des items du SF-36 de chaque sujet ont été recodées, et les valeurs manquantes ont été estimées selon les recommandations du manuel de codage. Les scores des dimensions ont été obtenus en additionnant les scores des items appartenant à la même dimension. Ensuite, la transformation du score des différentes dimensions en un score de 0 à 100, a été obtenue selon la formule :

*Score transformé = [(score obtenu de la dimension - le plus petit score possible de la dimension) / l'étendue possible du score de la dimension] * 100*

1.2 ADAPTATION TRANSCULTURELLE DU SF-36 EN ARABE

La version arabe du questionnaire SF-36 a été développée selon la méthode classique de traduction du questionnaire original respectant les recommandations de l'International Quality Of Life Assessment Project (IQOLA) [114-117].

1.2.1 Traduction

En ce qui concerne la traduction des questions, l'équivalence conceptuelle était recherchée en priorité. Dans une première étape, la version originale du SF-36 en anglais a été traduite en arabe par trois traducteurs bilingues indépendants dont la langue maternelle est l'Arabe: deux diplômés de l'Université Américaine et un médecin. Chacun a réalisé la traduction indépendamment de l'autre. La première version a été obtenue après discussion des trois traductions au sein d'un groupe de consensus formé des traducteurs et de trois personnes ne connaissant pas l'instrument (deux épidémiologistes et un sociologue). A cause des difficultés liées à la grammaire et au style d'écriture arabe, la version arabe a été révisée par deux linguistes experts en arabe. Ensuite, la version a été retraduite en anglais par deux linguistes vivant au Liban dont la langue maternelle est l'anglais et ne connaissant pas l'instrument (la version originale de l'instrument). Après la retraduction, le comité s'est à nouveau réuni pour réviser le texteet trouver une solution aux divergences entre la traduction et le document original. Cette version adaptée expérimentale du questionnaire a ensuite fait l'objet d'un pré-test auprès d'un échantillon formé de trente personnes représentant la population cible potentielle en ce qui concerne l'âge, le genre et les niveaux académiques. Les sujets ont été invités à juger la clarté de chacun des items et à évaluer leur compréhension. Leurs commentaires ont permis d'apporter quelques corrections supplémentaires à la version expérimentale. D'une façon générale, peu de problèmes sont apparus. Les décisions concernant les cas problématiques ont été prises lors des réunions de groupe de consensus qui a approuvé la version finale. L'annexe 3 montre des exemples des deux versions, Arabe et américaine, du SF-36 et de leurs modalités de réponses.

1.2.2 Adaptation linguistique et conceptuelle de la version traduite

Globalement, l'adaptation de l'instrument n'a pas posé de problème majeur. En raison de différences culturelles, certains items ont été adaptés (contextualisés) en fonction de particularités inhérentes à la société libanaise.

Certaines notions et expressions linguistiques ont été modifiées, par exemple: « a mile », « several blocks » et « one block » ont été traduits respectivement par plus d'un kilomètre (1000 mètres) pour les distances longues, quelques centaines de mètres pour les distances moyennes - 200, 300, 500... mètres -, et une centaine de mètres ou moins pour les distances courtes. D'autre part « a good bit of the time » et « most of the time » ont été combinés en une seule expression dans la version arabe par les sujets et aussi par les linguistes. « Bowling or playing golf » a été traduit par des activités de jardinage ou par les activités sportives. Des termes relevant des croyances religieuses comme «Dieu le sait », « Inchallah » ont été utilisés pour l'expression « I don't know » de la dimension GH. Cependant, certains sujets, et en particulier les malades chroniques, ont trouvé les questions concernant la dimension santé générale comme blasphématoire, plus spécifiquement, l'item GH4 (11c) : « I expect my health to get worse »: « nous, on ne peut pas prédire, Dieu seulement le sait ». Concernant les relations sociales, certaines personnes ont souhaité qu'on différencie les relations familiales et avec les voisins des relations sociales propement dit à cause des traditions orientales.

1.3 VALIDATION DU SF-36 EN ARABE

1.3.1 Méthodologie de la validation

La validation de la version traduite en Arabe a été effectuée selon la méthodologie recommandée par l'IQOLA [33-34][114-118]. Cette étape comprend l'étude d'acceptabilité, l'analyse des items (le test des hypothèses sous-jacentes à la construction des scores des items du SF-36) et des dimensions (la fiabilité) puis la validité de structure de cet instrument.

La validation a été réalisée à partir des données recueillies sur l'échantillon des 524 personnes enquêtées dont les caractéristiques ont été décrites au paragraphe de la partie B.

1.3.1.1 Statistiques descriptives des réponses du SF-36

La moyenne et l'écart type des scores de chaque item et de chaque dimension du questionnaire SF-36 ont été calculés. Le pourcentage des réponses aux valeurs extrêmes : "Effet plancher" (pourcentage des sujets ayant un score égal à zéro) et " Effet plafond" (pourcentage des sujets ayant un score égal à 100) des différents items et des dimensions ont été calculés. Des pourcentages inférieurs à 20% sont requis pour conclure que l'instrument est capable de capter tous les degrés de réponses potentielles de la population concernée [47] ; de plus ces pourcentages des réponses aux valeurs extrêmes ainsi que la valeur de la moyenne et de l'écart-type (DS) de chaque item et de chaque dimension du questionnaire SF-36 sont utiles pour vérifier la normalité de la distribution [114].

1.3.1.2 Acceptabilité

L'acceptabilité a été évaluée par : le pourcentage de refus, le pourcentage des items manquants, le pourcentage des questionnaires complets, le temps de remplissage des questionnaires, ainsi que les réponses au questionnaire d'acceptabilité. Ce dernier comprend : la liste et le pourcentage des items dérangeants, des termes ou items confus ou difficiles à comprendre, et l'acceptation de remplir une 2ème fois le questionnaire.

1.3.1.3 Tests de validité des items

Le principal objectif de cet ensemble d'analyses est de s'assurer dans quelle mesure certaines propriétés psychométriques d'une échelle sont vérifiées. On vérifie ainsi la pertinence de la théorie sous-jacente au codage des items.

On devra s'assurer que :
1) les items faisant partie d'une même dimension, c'est-à-dire mesurant le même concept, ont approximativement les mêmes moyenne et écart type (DS) ;
2) les réponses à une question contiennent approximativement la même quantité d'informations sur le concept mesuré. En d'autres termes, tous les items d'une même dimension doivent avoir à peu près le même degré de corrélation avec cette dimension (sans la question) ;
3) la corrélation entre le score de chaque item et le score total de la dimension à laquelle il appartient (corrigé pour le chevauchement) est égale ou supérieure à 0.40 pour vérifier la validité convergente des items ;
4) chaque item est davantage corrélé avec le score de sa dimension (sans l'item) qu'avec celui des autres dimensions pour tester la validité discriminante de l'item.

Pour la validité convergente et la validité discriminante, le taux de succès est calculé en divisant le nombre total de succès par le nombre total des tests faits [33], par exemple, le taux de succès de la validité discriminante est égal au pourcentage de fois où un item est plus corrélé avec sa dimension qu'avec les autres.

De plus, la validité des items est confirmée si les moyennes des scores des items mesurant les activités faciles (ex : prendre un bain, ..) ont, comme cela est attendu, des moyennes de scores plus grandes que les items mesurant des activités difficiles (exemple : monter plusieurs étages) [114]. Les items mesurant le bien-être en général doivent avoir des moyennes de score plus basses que les items mesurant la détresse.

1.3.1.4 Tests de validité des dimensions et fiabilité

La validité des scores des dimensions est confirmée si les scores des dimensions du SF-36 varient suivant le niveau de santé de la population dans le pays. Les dimensions mesurant le bien-être (GH, VT, MH) doivent avoir des moyennes de scores plus basses que les dimensions mesurant le handicap (PF, RP, BP, SF, RE). La fiabilité (ou consistance interne) des différentes dimensions mesurée par le coefficient alpha de Cronbach est acceptable si ce dernier a une valeur de 0.70 ou plus, ce qui permet d'utiliser l'instrument dans des comparaisons entre groupes [33][101][119].

Les coefficients de fiabilité sont utilisés pour calculer l'erreur standard des mesures (standard errors of measurement or standard error of a score) (ESM ou σ_{meas}) et les intervalles de confiance des différents dimensions du SF-36 [33] [101] selon les formules :

$\sigma_{meas} = SD\sqrt{1 - r_{xx}}$; (SD= déviation standard de score de dimension ; r_{xx} = coefficient de fiabilité de dimension). L'intervalle de confiance à 95% du score de chaque dimension est égal à 1.96 (arrondi à 2) fois l'ESM au dessus et au dessous des scores obtenus ($\pm 2 \sigma_{meas}$).

1.3.1.5 Validité de structure

Matrice de Corrélation

Le coefficient de fiabilité de chaque dimension doit être plus grand que celui des corrélations avec les autres dimensions si les dimensions du SF-36 mesurent des concepts de santé distincts [114]. De plus, les dimensions physiques (PF, RP, BP) doivent avoir des corrélations entre elles supérieures à celles mesurant les dimensions mentales (MH, RE, SF) et vice versa.

Analyse factorielle du SF – 36

L'analyse factorielle sur les scores des items et des dimensions est effectuée en utilisant respectivement les 36 items et les 8 dimensions du SF-36. Une analyse factorielle avec rotation varimax a été effectuée sur les scores des items et des dimensions afin de comparer la structure factorielle de la version arabe avec celle de la version originale sur des données américaines [33][34][118].

Analyse factorielle des items

La validité factorielle des items du SF-36 est vérifiée si les items qui mesurent un même attribut, tendent à se projeter sur un facteur unique de telle manière que l'ensemble des items se regroupe sur 8 facteurs correspondant aux 8 dimensions du SF-36 (avec la méthode d'analyse factorielle). La relation entre chaque item et le facteur est exprimée comme un coefficient de régression ou poids factoriels. Des valeurs supérieures à 0.40 sont considérées comme des contributions significatives à la détermination des facteurs.

Analyse factorielle des dimensions

Dans le contexte d'une structure bidimensionnelle du SF-36, les hypothèses suivantes doivent être vérifiées:

1) la valeur propre de l'inertie (« eigenvalues ») pour les deux composantes (ou axes principaux ou sous échelles hypothétiques, mentale et physique) est plus grande que l'unité;

2) 60% de la variance totale et 80% de la totale reliable variance pourrait être expliqué par les deux sous échelles principales; et une grande proportion de la variance totale (h^2 de chaque dimension doit être $> 50\%$) et reliable (reliable variance de chaque dimension = h^2 / r_{tt} où r_{tt} = fiabilité de chaque dimension, doit être $>70\%$) de chaque dimension de SF-36 serait expliqué par les deux sous échelles hypothétiques mentale et physique [118];

3) l'analyse factorielle identifie deux dimensions globales hypothétiques : la dimension physique et la dimension mentale du SF-36. Les 8 dimensions du SF-36 se regroupent selon deux axes principaux ou sous échelles mentale et physique. La validité des scores des dimensions du SF-36 est vérifiée si d'une part, les dimensions physiques PF, RP et BP et les dimensions mentales MH, RE et SF sont respectivement très corrélés avec les deux sous échelles physique et mentale et si d'autre part, les dimensions GH et VT sont modérément corrélatées avec les deux sous échelles [33][34][118].

Les auteurs du processus de validation du SF-36 distinguent trois situations : le score moyen du d'une dimension est fortement corrélé (coefficient supèrieur à 0.70), peu corrélé (coefficient inférieur à 0.30) ou modérément corrélé (coefficient compris entre 0.3 et 0.7) avec l'axe (ou sous échelle) sous jacente [33].

1.3.1.6 Validité discriminante

La validité discriminante à partir de «groupes connus » est une autre forme de la validité du construit. Elle mesure la capacité de l'instrument à discriminer les groupes de sujets afin de les différencier par rapport à une caractéristique donnée (on considère donc l'étude des liens de l'instrument avec des variables clés) [33]. La validité discriminante a été vérifiée en évaluant l'association entre les scores du SF-36 et les caractéristiques sociodémographiques, l'état financier perçu, la survenue d'un événement grave durant l'année passée, la satisfaction professionnelle, l'index global de qualité de vie, le LCI-M « Living Conditions Index Modifié », les facteurs environnementaux et les problèmes de santé.

Les tests statistiques de Mann Whitney et l'analyse de variance non paramétrique (Kruskal-Wallis) ont été utilisés pour comparer les variables continues des différents groupes.

Pour prendre en compte des variables socio-économiques et de santé une analyse linéaire généralisée a été appliquée aux scores du SF-36, en utilisant la procédure GLM de SAS. Les variables de confusion prises en compte, toutes qualitatives à l'exception de l'âge, étaient les suivantes : âge (variable quantitative), genre, type d'administration du SF-36, situation de famille, niveau du LCI-M, état financier perçu, survenue d'un événement grave durant l'année passée, index global de qualité de vie (Global Quality of life Assessment) et type de problèmes de santé déclarée.

Les tests bilatéraux ont été réalisés au risque alpha de 1% pour tenir compte de la multiplication des comparaisons. L'ensemble des analyses statistiques a été effectué à l'aide des logiciels SPSS (7.5 for Windows statistical package) et SAS 8.2 (SAS Institute, Cary, NC, Etats-Unis).

Remarque : L'étude de la validité discriminante a permis d'évaluer simultanément la qualité de vie en fonction du lieu d'habitation et du genre en tenant compte des autres variables dont l'interprétation est discutée dans un contexte épidémiologique à la partie D de ce travail.

1.3.2 Résultats de la validation

1.3.2.1 Statistiques descriptives

Les scores moyens pour chacun des items et des dimensions du SF-36 (tableau 8) reflètent en principe le niveau de santé moyen de la population étudiée. Les 25ème, 50ème et 75ème percentiles ainsi que les pourcentages des scores les plus bas (effet plancher) et les plus hauts (effet plafond) pour chaque dimension du SF-36 sont présentés dans le tableau 8. Les scores associés à l'évolution de la santé perçue (dimension HT) indiquent que 42 (8%) personnes ont déclaré que leur santé perçue était beaucoup plus mauvaise que l'année précédente, 97 (18.5%) qu'elle était plus mauvaise, 228 (43.5%) qu'elle n'avait pas changé, 127 (24.2%) qu'elle s'était amélioré et enfin 30 personns (5.7%) ont déclaré que leur état de santé perçue s'était très amélioré.

1.3.2.2 Acceptabilité du SF-36

La grande majorité de la population sélectionnée a accueilli très favorablement l'étude. Les refus de participation rencontrés n'ont concerné que 5% des ménages (19/366) et au sein des ménages inclus un pourcentage négligeable des individus (3 personnes seulement). Aucune des 524 personnes de l'échantillon enquêté n'a refusé de remplir le SF-36 et de répondre au questionnaire individu.

Appréciation quantitative des non-réponses aux items du SF-36

L'analyse globale des non-réponses aux items du SF-36 montre que sur l'ensemble de 524 questionnaires, 94.7% des questionnaires étaient complets et environ un questionnaire sur vingt était incomplet (5.3%) (tableau 9), sachant que le pourcentage de questionnaires complets étaient différents selon que les questionnaires étaient auto-administrés (chez 23% des sujets) ou proposés par un enquêteur (84.7% vs. 97.8%; p <0.0001) (tableau 10).

Tableau 8. Analyse statistique descriptive, (fiabilité) alpha de Cronbach et intervalles de confiance des scores des dimensions de la version Arabe de SF-36 (n=524).

	PF	RP	BP	GH	VT	SF	RE	MH	HT
Moyenne	81.34	63.64	68.91	66.32	60.87	68.87	53.08	62.87	3.01
Centiles									
25ème	75	25	42	55	45	50	0	48	2
50ème	90	75	74	72	65	75	66.66	64	3
75ème	100	100	100	82	75	100	100	80	4
Ecart type	22.81	40.64	30.68	22.93	22.54	29.66	43.39	22.53	0.99
Distribution asymétrique	-1.5	-0.5	-0.5	-0.9	-0.4	-0.7	-0.1	-0.4	-0.2
Etendue	0-100	0-100	0 - 100	0 - 100	0 - 100	0 - 100	0 - 100	0 - 100	1-5
Pourcentage									
Plafond[a]	30.9	47.3	38.0	3.2	5.0	30.3	40.3	5.0	5.7
Plancher[b]	0.6	21.2	2.9	1.3	1.0	3.8	32.3	0.6	8.0
Complet	100	100	100	100	100	99.81	100	100	100
Computable	100	100	100	100	100	99.81	100	100	100
α **Cronbach**	0.90	0.87	0.89	0.72	0.73	0.70	0.84	0.76	-
Intervalle de confiance	±2.34	±5.48	±3.50	±6.50	±6.11	±8.97	±6.99	±5.40	

Notes et abréviations : [a]: Le % d'effet plafond (Etats-Unis) varie entre 1-56 % ; [b]: le % d'effet plancher (Etats-Unis) varie entre 1 et 24 % [34].

L'analyse des non-réponses par item du SF-36 (tableaux 9 et 10) montre que la proportion de données manquantes par item est très faible, seulement 0.23% des items ne sont pas renseignés (3.4% des questionnaires ayant 1 item manquant, 1.9% des questionnaires ayant 2 à 4 items manquants). Ceci traduit une bonne acceptabilité du questionnaire dans cette l'étude. Près de deux tiers des questionnaires incomplets ont une question manquante (18/28). Les items manquants sont répartis de façon uniforme sur les différentes dimensions avec un minimum de 0% (GH2) et un maximum de 1% (PF10).

Durée de passation du questionnaire SF-36

La durée de passation du questionnaire SF-36 a été en moyenne de 8.38 minutes (SD=2.90 minutes) avec un minimum de 3 minutes (0.6% des enquêtés) et un maximum de 20 minutes (0.6% des enquêtés).

Questionnaire d'acceptabilité

Dans l'ensemble on a observé une très bonne acceptabilité, il n'a pas été signalé de question dérangeante, quelques termes difficiles à comprendre ont été modifiés par la suite («cut down » ou « kallasta » en arabe des items RP1 et RE1 a été remplacé par un terme moins littéraire « Ankasta » ainsi que « interfere » ou « tadarabat » en arabe des items SF1 et BP2 a été remplacé par « Taaradat» et enfin le terme « to get worse » ou « tatadahwar » en arabe a été remplacé par « tassouă » de GH4). Seulement 0.51% des items ont été considérés comme confus sur l'ensemble des items. Les trois items les plus souvent cités étaient l'item GH2 " I seem to get sick a little easer than other people», l'item RP1 "Cut down the amount of time you spent on work or other activities" et l'item SF2 "how much of the time has your physical health or emotional problems interfered with your social activities (like visiting with friends, relatives, etc.)?". D'autre part, la totalité des personnes enquêtées déclaraient accepter de remplir une 2ème fois le questionnaire.

Tableau 9. Description quantitative des items manquants (n=524).

Nombre d'items manquants par questionnaire	Nombre de questionnaires (%)	Nombre d'items manquants (%)
0	496 (94.7)	0 (0)
1	18 (3.4)	18 (41.86)
2	6 (1.1)	12 (27.9)
3	3 (0.6)	9 (20.93)
4	1 (0.2)	4 (9.30)
TOTAL	524 (100)	43 (100) soit 0.23% (43/524*36) ou (43/18864) d'items non répondus sur l'ensemble des items.

Tableau 10. Pourcentage des items manquants par questionnaire selon le mode d'administration du questionnaire (n=524).

Nombre d'items manquants/ questionnaire	Auto questionnaire		Total (%)	P value
	Non (%)	Oui (%)		
0	391 (97.8)	105 (84.7)	496 (94.7)	< 0.0001
1	8 (2.0)	10 (8.1)	18 (3.4)	
2	1 (0.3)	5 (4)	6 (1.1)	
3	0 (0)	3 (2.4)	3 (0.6)	
4	0 (0)	1 (0.8)	1 (0.2)	
Total	**400 (100)**	**124 (100)**	**524 (100)**	
Auto questionnaire / total (%)	**400 (76.3)**	**124 (23.3)**	**524 (100)**	

1.3.2.3 Analyse des items

Les déviations standard des différents items étaient approximativement égales, à quelques exceptions près. L'étendue des déviations standards des réponses aux questions à l'intérieur d'une même dimension était de 0.55 pour PF, 0.21 pour BP et GH, 0.16 pour VT et de 0.07 ou moins pour les autres dimensions (tableau 11).

Les corrélations entre les réponses à chaque item et le score de cette dimension (en omettant cet item) étaient toutes supérieures à 0.40 à l'exception de la corrélation entre GH4 et sa dimension sous-jacente qui était de 0.36. De plus à l'intérieur d'une même dimension, ces corrélations étaient relativement proches. De plus, les scores de chaque item étaient, d'une façon générale, plus corrélés avec leur dimension qu'avec les autres dimensions, à l'exception de GH1 qui était plus corrélée avec les dimensions PF, BP et VT qu'avec sa propre dimension. Les tests de la validité convergente et de la validité discriminante montraient un succès de 100% pour toutes les dimensions à l'exception de la dimension GH pour laquelle ces tests de succès étaient respectivement 80% et 95% (tableau 12).

Le classement des moyennes des scores des items des différentes dimensions du SF-36 est donné en Annexe I (tableau 11). Les items de la dimension PF qui mesurent les limitations dans la performance des activités faciles (par exemple « bathing or dressing ») ont des moyennes des scores plus grandes (moindres limitations) que les items mesurant des activités difficiles (par exemple « vigorous activities »). Les items mesurant le bien-être (par exemple « happy person ») ont des moyennes des scores plus basses que les items mesurant la détresse (par exemple « downhearted and blue »).

Les valeurs des moyennes des items étaient comparables ou légèrement supérieures à celles observées avec une population des Etats-Unis (annexe I - tableau 11). La population libanaise diffèrerait particulièrement pour les items de la dimension RE, pour l'item GH4 (« I expect my health to get worse ») et pour 4 items de la dimension MH : MH5 (« Been a happy person »), MH1 (« nervous person »), MH2 (« down in the dumps ») et MH4 (« downhearted and blue »).

Tableau 11. Moyennes, écart-types et corrélations[a] des items avec les dimensions de SF-36 (n=524).

Item b		Moy-enne	SD	PF	RP	BP	GH	VT	SF	RE	MH
Scale PF – Physical Functioning (activité physique)											
PF01	3a	2.08	0.86	0.65*	0.41	0.42	0.45	0.37	0.30	0.30	0.28
PF02	3b	2.69	0.63	0.70*	0.33	0.29	0.34	0.26	0.21	0.24	0.19
PF03	3c	2.78	0.53	0.64*	0.34	0.30	0.33	0.31	0.25	0.21	0.18
PF04	3d	2.36	0.77	0.76*	0.45	0.43	0.47	0.46	0.34	0.33	0.34
PF05	3e	2.83	0.45	0.70*	0.38	0.31	0.32	0.35	0.24	0.27	0.26
PF06	3f	2.58	0.69	0.61*	0.39	0.35	0.38	0.35	0.27	0.28	0.23
PF07	3g	2.44	0.80	0.73*	0.43	0.39	0.43	0.38	0.34	0.28	0.31
PF08	3h	2.68	0.65	0.77*	0.44	0.35	0.39	0.37	0.32	0.28	0.27
PF09	3i	2.90	0.36	0.63*	0.29	0.25	0.26	0.27	0.28	0.25	0.19
PF10	3j	2.93	0.31	0.54*	0.24	0.17	0.22	0.21	0.18	0.18	0.11
Dimension Scale RP – Role Physical (limitations dues à l'état physique)											
RP1	4a	1.65	0.48	0.40	0.71*	0.46	0.36	0.39	0.33	0.41	0.28
RP2	4b	1.63	0.48	0.43	0.72*	0.42	0.36	0.39	0.32	0.43	0.27
RP3	4c	1.63	0.48	0.44	0.74*	0.41	0.36	0.38	0.36	0.35	0.30
RP4	4d	1.62	0.49	0.47	0.68*	0.47	0.38	0.41	0.37	0.39	0.30
Dimension Scale BP – Bodily Pain (douleurs physiques)											
BP1	7	4.43	1.71	0.49	0.49	0.80*	0.43	0.42	0.46	0.34	0.35
BP2	8	4.46	1.52	0.46	0.52	0.80*	0.43	0.46	0.47	0.35	0.37
Dimension Scale GH – General Health (santé perçue)											
GH1	1	3.28	1.22	0.57	0.38	0.48	0.49*	0.49	0.35	0.33	0.39
GH2	11a	4.02	1.43	0.31	0.27	0.25	0.45*	0.34	0.30	0.23	0.28
GH3	11b	4.08	1.32	0.21	0.17	0.20	0.44*	0.27	0.21	0.09	0.20
GH4	11c	3.02	1.37	0.33	0.25	0.22	0.36*	0.29	0.16	0.25	0.29
GH5	11d	3.87	1.35	0.40	0.34	0.37	0.66*	0.42	0.32	0.25	0.39
Dimension Scale VT – Vitality (vitalité)											
VT1	9a	3.57	1.60	0.33	0.32	0.33	0.40	0.52*	0.39	0.35	0.45
VT2	9e	4.17	1.53	0.40	0.35	0.31	0.41	0.47*	0.38	0.34	0.36
VT3	9g	4.34	1.44	0.33	0.33	0.34	0.39	0.54*	0.44	0.34	0.50
VT4	9i	4.09	1.49	0.33	0.36	0.38	0.42	0.56*	0.43	0.40	0.50
Dimension Scale SF – Social Functioning (vie et relations avec les autres)											
SF1	6	3.88	1.34	0.32	0.34	0.39	0.36	0.47	0.54*	0.40	0.43
SF2	10	3.63	1.37	0.35	0.38	0.43	0.33	0.51	0.54*	0.38	0.47
Dimension Scale RE – Role Emotional (limitations dues à l'état psychique)											
RE1	5a	1.52	0.50	0.31	0.36	0.27	0.31	0.39	0.37	0.72*	0.31
RE2	5b	1.50	0.50	0.31	0.42	0.33	0.32	0.41	0.37	0.73*	0.35
RE3	5c	1.57	0.50	0.33	0.40	0.32	0.35	0.47	0.41	0.67*	0.38
Dimension Scale MH – Mental Health (santé psychique)											
MH1	9b	4.03	1.63	0.22	0.19	0.22	0.28	0.34	0.32	0.30	0.52*
MH2	9c	4.51	1.63	0.33	0.32	0.28	0.38	0.53	0.42	0.37	0.59*
MH3	9d	4.36	1.51	0.12	0.16	0.19	0.20	0.28	0.27	0.12	0.41*
MH4	9f	4.36	1.51	0.27	0.28	0.25	0.30	0.48	0.40	0.35	0.56*
MH5	9h	3.46	1.61	0.28	0.25	0.32	0.39	0.56	0.40	0.32	0.56*

[a]: Corrélation Item-dimension corrigée pour le chevauchement. [b]: le nombre des items correspond à la version originale du SF-36 (voir annexe). *: Indique une forte corrélation hypothétique, corrigé pour le chevauchement.

Tableau 12. Tableau récapitulatif des résultats des écart-types (DS) des items et des tests de la validité convergente et discriminante des items (n=524).

Symbole des dimensions	K^a	Etendu des DS des Items	Corrélations item-dimension (maximum et minimum par dimension)		Tests de la validité convergente[d]	Tests de la validité discriminante[e]
			Validité convergente de l'item[b]	Validité discriminante de l'item[c]	Pourcentage de succès (%)	Pourcentage de succès (%)
PF	10	0.31-0.86	$0.54 - 0.77$	$0.11 - 0.47$	100	100
RP	4	0.48	$0.68 - 0.74$	$0.28 - 0.48$	100	100
BP	2	1.52-1.73	0.80	$0.34 - 0.52$	100	100
GH	5	1.22-1.43	$0.36 - 0.66$	$0.09 - 0.57$	80	95
VT	4	1.44-1.60	$0.47 - 0.56$	$0.33 - 0.50$	100	100
SF	2	1.34-1.37	0.54	$0.33 - 0.51$	100	100
RE	3	0.50	$0.67 - 0.73$	$0.31 - 0.47$	100	100
MH	5	1.51-1.63	$0.41 - 0.59$	$0.12 - 0.56$	100	100

[a] : Nombre d'items et nombre de tests de la validité convergente par dimension.

[b]: Corrélations entre les items et les scores total de la dimension à laquelle ils appartiennent (corrigé pour le chevauchement).

[c]: Corrélations entre les items et les autres dimensions.

[d]: Corrélations supérieures ou égales à 0.40.

[e]: Nombre de fois où les items sont plus corrélés ou significativement plus corrélés avec leur dimension qu'avec les autres dimensions/nombre total de corrélations.
DS= écart-type.

1.3.2.4 Analyse des dimensions

Les scores moyens observés pour chacune des 8 dimensions du SF-36 reflètent en principe le niveau de santé moyen de la population (tableau 8).

L'effet plancher est très faible pour toutes les dimensions exceptées pour RP et RE. Par contre, on note un effet plafond supérieur à 30% pour 5 dimensions (PF, RP, BP, SF et RE) et compris entre 3 et 5% pour les autres dimensions (GH, VT et MH). De plus, les moyennes des scores des dimensions qui mesurent les limitations dans la performance des activités (PF, RP, BP) à l'exception de RE sont plus grandes que les moyennes des scores des dimensions mesurant le bien-être (GH, VT, MH) à l'exception de SF.

Pour chaque dimension, le coefficient alpha de Cronbach est toujours égal ou supérieur à 0.70, s'étendant de 0.70 pour SF à 0.90 pour PF. Le coefficient de fiabilité d'une dimension est supérieur à la corrélation de cette dimension avec les autres dimensions.

Les corrélations entre toutes les paires des dimensions sont positives (tableau 13).

1.3.2.5 Analyse factorielle du SF-36

Outre la vérification de la structure sous-jacente du questionnaire, l'analyse factorielle fournit des informations supplémentaires sur la validité du contenu [100].

Analyse factorielle des items de SF-36

L'analyse en composantes principales (ACP) des 35 items révèle 8 facteurs expliquant 64% de la variance totale pour l'ensemble de la population. Les coefficients de régression des facteurs sont présentés dans le Tableau 14. En partant de l'hypothèse que chaque item ait une corrélation plus élevée avec son facteur correspondant (dimension ou sous échelle) qu'avec les autres facteurs, et que les coefficients de régression soient au moins de 0.40, on observe que les 1er, 3ème, 4ème et 5ème facteurs sont respectivement associés à l'ensemble des items relatifs aux dimensions PF, RP, BP et RE. On note que le poids factoriel de l'item PF1 a la même valeur sur deux axes et que les items V1 et V2 ne contribuent à la détermination d'aucun facteur. On remarque aussi que le 2ème facteur est associé aux items formulés de façon positive de MH et VT (MH1, MH3, MH5, V1 et V2) et que le 7ème facteur est associé aux items formulés de façon négative de MH (MH2, MH4), ainsi qu'à VT3, V4 et MH5. Le 6ème facteur est associé à 3 de 5 items de GH et le 8ème facteur est associé aux deux autres items de GH.

Tableau 13. Coefficient de fiabilité alpha de Cronbach du SF-36 des versions arabe et américaine, et matrice de corrélations des dimensions de SF-36 dans sa version arabe.

	Alpha Cronbach Etats-Unis[a]	Alpha Cronbach Liban	PF	RP	BP	GH	VT	SF	RE
PF	0.93	0.90							
RP	0.89	0.87	0.53						
BP	0.90	0.89	0.48	0.55					
GH	0.81	0.72	0.52	0.42	0.44				
VT	0.86	0.73	0.48	0.47	0.47	0.55			
SF	0.68	0.70	0.39	0.40	0.47	0.41	0.56		
RE	0.82	0.84	0.36	0.47	0.37	0.35	0.48	0.43	
MH	0.84	0.76	0.32	0.33	0.36	0.44	0.61	0.49	0.39

Notes : $p<0.001$ pour toutes les corrélations. [a] : Coefficient de fiabilité alpha de Cronbach dans la population générale aux Etats-Unis [34].

Tableau 14 . Analyse factorielle réalisée sur les items de la version Arabe de SF-36

Item[b]		F1	F2	F3	F4	F5	F6	F7	F8
Scale PF – Physical Functioning									
PF01	3a	0.52							0.52
PF02	3b	**0.70**							
PF03	3c	**0.71**							
PF04	3d	**0.64**							
PF05	3e	**0.78**							
PF06	3f	**0.56**							
PF07	3g	**0.67**							
PF08	3h	**0.77**							
PF09	3i	**0.78**							
PF10	3j	**0.74**							
Dimension Scale RP – Role Physical									
RP1	4a			**0.75**					
RP2	4b			**0.77**					
RP3	4c			**0.80**					
RP4	4d			**0.70**					
Dimension Scale BP – Bodily Pain									
BP1	7					**0.77**			
BP2	8					**0.74**			
Dimension Scale GH – General Health									
GH1	1								**0.41**
GH2	11a						**0.62**		
GH3	11b						**0.81**		
GH4	11c								**0.57**
GH5	11d						**0.70**		
Dimension Scale VT – Vitality									
VT1	9a							<u>**0.34**</u>	
VT2	9e							<u>**0.34**</u>	
VT3	9g			**0.74**					
VT4	9i			**0.73**					
Dimension Scale SF – Social Functioning									
SF1	6					**0.43**			
SF2	10					**0.50**			
Dimension Scale RE – Role Emotional									
RE1	5a				**0.82**				
RE2	5b				**0.80**				
RE3	5c				**0.75**				
Dimension Scale MH – Mental Health									
MH1	9b							**0.65**	
MH2	9c		**0.64**						
MH3	9d							**0.82**	
MH4	9f		**0.73**						
MH5	9h		**0.51**					**0.42**	
valeur propre de l'inertie		5.6	3.2	3.0	2.6	2.5	2.1	1.9	1.5
% de variance		16.04	9.15	8.65	7.31	7.06	6.08	5.47	4.32

Notes et abréviations : Analyse factorielle (en composante principale avec rotation Varimax), des poids factoriels supérieurs à 0.40 ont été considérés comme des contributions significatives à la détermination des facteurs et figurent dans le tableau (n=524).

Analyse factorielle des dimensions

La valeur propre de l'inertie («eigenvalues») de la 2ème composante est légèrement inférieure à l'unité (0.88). On observe 63% de la variabilité totale expliquée par les deux premières composantes et 79.3% de la variance reliable totale des scores des dimensions de SF-36 (tableau 15). L'analyse factorielle des 8 dimensions du SF-36 a mis en évidence une structure correspondant à deux dimensions globales (sous échelles) supposées: physique et mentale. Le tableau 15 montre que les dimensions physiques (PF, RP et BP) ont la corrélation la plus forte avec la composante (sous-échelle) physique et la corrélation la plus basse avec la composante (sous-échelle) mentale. De même, les dimensions MH, VT et SF sont fortement corrélées avec la composante (sous-échelle) mentale et présentent la corrélation la plus basse avec la composante physique. Cependant, il existe une corrélation entre RE et les deux composantes physique et mentale alors qu'elle est attendue avec la seule composante mentale. De même, il existe une corrélation modérément élevée entre RH et les deux composantes mentale et physique.

Tableau 15. Regroupement factoriel hypothétique et observé des dimensions du SF-36 au Liban.

Dimension SF-36 (n=524)	Association hypothétique		Composantes principales		Variance totale expliquée (h^2)	Reliable variance (h^2/r_{tt})
	Domaine Physique	Domaine mental	1er facteur	2ème facteur		
PF	●	O	0.79	0.21	0.67	0.75
RP	●	O	0.80	0.22	0.69	0.80
BP	●	O	0.72	0.29	0.61	0.69
GH	o	o	0.55	0.47	0.52	0.73
VT	o	●	0.39	0.76	0.73	0.99
SF	o	●	0.32	0.71	0.60	0.86
RE	o	o	0.41	0.52	0.44	0.53
MH	O	●	0.10	0.87	0.76	0.99
% Variance"					62.9 %	79.3 %
Eigenvalues (valeur propre de l'inertie)			2.52	2.51		

Notes: ● association forte (r>0.70); o association modéré (0.30<r<0.70); O association faible (r<0.30). (h^2) : Variance totale expliquée dans chaque dimension du SF-36, r_{tt} : coefficient de fiabilité de chaque dimension du SF-36 (h^2): proportion de la variance totale dans chaque dimension de SF-36 expliquée par les deux sous échelles.

1.3.2.6 Validité discriminante pour « des groupes connus »

Les comparaisons obtenues entre les scores des dimensions du SF-36 et les variables socioéconomiques, environnementales et la morbidité déclarée indiquent que plusieurs dimensions du SF-36 sont fonction de l'âge, du genre, du niveau d'éducation, de la situation de famille, de la perception de l'état financier, de la satisfaction au travail et de la perception de la qualité de vie (Index Global) ainsi que de la morbidité (tableau 16)

Tableau 16. Résultats de l'analyse multivariée (modèle linéaire généralisé) des différentes dimensions du SF-36.

N=524	PF	RF	BP	GH	VT	SF	RE	MH	HT
Habitat					*	0.10			
Genre	*	*	*	*	**			0.06	0.08
Age	***			0.08					
Auto questionnaire			0.08	**	*	*		**	
Situation de famille									
Situation financière									
Sécurité sociale									
LCI -M									
Evénement grave				*		0.08		***	
Qualité de vie			*	***	***	**	**	***	*
Asthme		0.07		0.07	0.08	0.08	*	0.08	
Hypertension artérielle									
Diabète									
Insuffisance rénale chronique	***		0.07	*	0.07	**			
Céphalées									
Migraine									
Epilepsie	*		0.08			*			
Dépression	***	0.09	*		***	*		***	
Insomnie	0.09				0.10	0.06	0.09		
Douleurs rhumatismales	***	*	***	**	*				0.06
Douleurs lombaires	*	**	***	*	0.07	*	*		
Discopathies	***		***	***					*
Varices MI									0.09
Troubles visuelles			*		0.06			*	
Troubles auditives									
R2	69.4	51.2	54.6	58.3	54.5	52.4	45.8	57.0	46.9

Notes : **GLM :** Habitat, âge, genre, situation de famille, situation financière, sécurité sociale, qualité de vie, LCI-M (covariable.), Asthme, Hypertension artérielle, diabète, insuffisance rénale chronique, céphalées, migraine, épilepsie, dépression, insomnie, douleurs rhumatismales, douleurs lombaires, discopathies, varices MI, troubles visuels, troubles auditifs, événement grave. L'éducation a été exclue de cette analyse à cause de sa corrélation élevée avec le type d'administration du questionnaire (r=0.46) et le LCI-M. L'ostéoporose est exclue au vue de sa corrélation élevée avec l'insuffisance rénale chronique (r=0.56), la satisfaction au travail est aussi exclue de cette analyse à cause de sa corrélation avec le LCI-M.
*: p ≤ 0.5 ; ** : p ≤ 0.01 ; *** : p≤ 0.001 ; l'absence de symbole dans cette table indique que le test GLM est non statistiquement significatif.

1.4 DISCUSSION DE L'ADAPTATION ET DE LA VALIDATION DU SF-36 EN ARABE

Les mesures de qualité de vie reposent sur les réponses des patients à des questionnaires standardisés. Elles reposent aussi sur les jugements que les patients portent eux-mêmes sur leur propre état de santé. Les questions doivent refléter dans quelle mesure les patients sont satisfaits de la qualité de leur vie en fonction de leur état de santé et dans quelle mesure leur existence a été modifiée par la maladie et par les interventions médicales subies. Développer un outil unique et polyvalent d'évaluation de qualité de vie serait idéal, mais la diversité des situations rencontrées et des populations impliquées n'a pas, jusqu'à présent, permis d'aboutir à un consensus de standardisation. Lorsqu'une échelle de qualité de vie est construite ou traduite, le problème de son adaptation dans une population donnée, de langue ou de culture différente se pose. Le but de notre étude était d'adapter en arabe le SF-36, ceci incluait l'adaptation en arabe et l'analyse des propriétés psychométriques de la version traduite.

Dans notre étude, certaines réponses relevaient des croyances religieuses. L'item GH4 était considéré comme blasphématoire. A noter que ce même attribut blasphématoire a été constaté lors de la traduction du NHP (Nottingham Health Profile) dans les pays arabes [120]. Comme l'a démontré Bucholz et al. [121], quand ils sont confrontés à une maladie sévère, les gens trouvent que l'aspect spirituel ou transpersonnel de la vie devient un déterminant de plus en plus important dans la qualité de vie. On observe en fait que ces mêmes items -qui ont posés des problèmes lors de l'adaptation transculturelle- ont été déclarés « confus » lors des interviews de validation, ce qui nous a conduit à prévoir la modification du terme arabe traduisant « cut down » « kallasta » pour les items RP1 et RE1 par un terme plus clair et moins littéraire « Ankasta » ainsi que pour « interfere » des items SF1 et BP2 « tadarabat en arabe a été remplacé par Taaradat» et pour l'expression « to get worse » de l'item GH4 « tatadahwar a été remplacé par tassouä ». Cependant, l'acceptabilité s'est révélée excellente ; nous n'avons pas observé d'items dérangeants, très peu des données étaient manquantes au niveau des items et des dimensions, la durée d'administration du questionnaire était courte [32-33], peu d'items ont été perçus comme confus. Ceci renforce la validité perçue du questionnaire (face validity) et permet ainsi de confirmer l'absence de problèmes liés à la traduction [114]. Cette très bonne acceptabilité peut s'expliquer par le mode de passation du questionnaire c'est-à-dire questionnaire par interview dans la majorité des cas [33].

Concernant les résultats des tests des items et des dimensions, on retrouve des résultats comparables à la version Américaine originale [33] ainsi qu'à d'autres adaptations faites sur des populations générales françaises [116] et dans une population d'Anglais et de Chinois de Singapour [122]. Cependant, deux dimensions de la qualité de vie (MH, RE) de notre population Libanaise ont des scores relativement plus bas que dans la population américaine. On peut remarquer que seules les dimensions PF et BP ont des valeurs du coefficient alpha de Cronbach supérieure ou égale à 0.90 (voir tableau 13) et peuvent donc être utilisées au niveau individuel [33][101][114].

L'analyse factorielle des dimensions a donné des résultats conformes à la version originale à l'exception de la dimension RE. Le RE a une corrélation modérée avec les deux domaines physique et mental de la santé alors qu'elle devrait corrélée avec la seule sous-échelle mentale. Cette discordance s'explique probablement par la particularité de la population de l'étude et non pas par un défaut de structure puisque les critères de validité des items et des dimensions sont satisfaits [115]. Cependant un phénomène semblable a été observe dans une population anglaise et chinoise à Singapour [122] : RE avait une corrélation plus élevée avec le domaine physique (0.70 pour la population anglaise et 0.62 pour la population chinoise) qu'avec le domaine mental (0.18 pour la population anglaise et 0.36 pour la population chinoise). Ceci a aussi été remarqué dans une population âgés de 65 ans et plus en Italie (0.61 avec la dimension physique et 0.40 avec le domaine mental) [118]. En effet, VT très corrélé avec le domaine mental et moins corrélé avec le domaine physique dans des population au Danemark, en France, Italie, Norvège, et Suède [118]. Les mêmes résultats ont été observes pour SF dans la plupart des pays [118] et dans la population générale américaine [33].

Les valeurs propres de l'inertie «eigenvalues» des deux premiers facteurs (composantes) sont généralement supérieures à l'unité [118]. Dans notre étude, comme en Italie, en Espagne et en Grande Bretagne, la valeur propre de l'inertie de la deuxième composante était légèrement inférieure à l'unité (de 0.88 en Espagne à 0.97 en Grande Bretagne). Les deux dimensions, physique et mentale, expliquent 63% de la variabilité totale et 79% de la totale reliable variance ; bien qu'elle soit inférieure à celle obtenue aux Etats-Unis (68 % et 80% respectivement), elle est cependant acceptable (> à 60%) [118]. On peut aussi noter que l'analyse factorielle réalisée sur les 8 dimensions plutôt que sur les items (qui sont différents de la version originale) fournit des résultats comparables à ceux obtenus par d'autres auteurs [122]. Cependant, la structure factorielle varie, peut être influencée par d'autres aspects que la relation avec les concepts sous-jacents comme la normalité de la distribution et la taille de l'échantillon [101].

Des problèmes ont été rencontrés lors de la validation de la dimension GH (au cours de l'analyse factorielle des items, de la validité discriminante et convergente). GH1 avait une corrélation plus élevée avec la dimension PF (à peu près égale à celle des dimensions BP et VT) qu'avec son propre domaine ; ceci pourrait être expliqué par l'importance accordée au domaine physique de qualité de vie liée à la santé par les enquêtés Libanais. En effet, l'individu met l'accent sur les capacités physiques nécessaires pour réaliser les activités de la vie journalière (comme les soins personnels, le rangement de la maison, faire les achats) et pour remplir ses rôles sociaux, professionnels et de loisirs. Si l'individu est incapable d'accomplir ces activités physiques, sa qualité de vie sera diminuée [123]. De plus l'item GH4 a posé des problèmes lors de l'adaptation transculturelle, et les enquêtés ont utilisé des termes relevant de croyances religieuses puisque des expressions comme «Dieu le sait », «Inchallah» ont été utilisés pour traduire l'expression "I don't know" du GH.. Le fait que l'item GH4: "I expect my health to get worse" ait provoqué la réaction des enquêtés qui ont répondu «nous, on ne peut pas prédire, Dieu seulement le sait » a pu influencer la validité de ce domaine comme cela a été discuté plus haut.

L'existence de relations entre les dimensions du SF-36 et les paramètres sociodémographiques et cliniques est un élément important puisque de tels instruments pourraient être utilisés dans l'évaluation des thérapeutiques. Les résultats obtenus sont en faveur de la validité discriminante de la version arabe du SF-36.

Cependant, notre étude a certaines limitations : pour continuer notre validation, et pour que cet instrument soit utilisé dans les essais cliniques, il faudrait cependant compléter les informations obtenues, avec en particulier des administrations répétées dans le temps, nécessaires à l'évaluation de la sensibilité au changement. L'absence d'une échelle de référence valide en arabe reste un obstacle majeur pour pouvoir établir la validité concourante de cet instrument.

En conclusion, les principales propriétés psychométriques de fiabilité et de validité de la version arabe de SF-36 semblent satisfaisantes, elles sont similaires à celles de la version américaine [33] et il est donc possible d'utiliser cet instrument pour l'évaluation de la qualité de vie reliée à la santé au Liban. L'utilisation d'un tel instrument de qualité de vie est ainsi possible et pourrait changer la perspective des professionnels de santé et des décideurs en santé publique. Toutefois la validation ne doit pas se limiter pas à cette étude publiée [124]. Plus cet instrument sera utilisé dans des situations variées, en particulier dans d'autres pays de langue et de culture arabe, plus sa validité sera confirmée.

II. ADAPTATION ET VALIDATION DU « LIVING CONDITIONS INDEX » MODIFIE (LCI-M)

2.1 DESCRIPTION DU « LIVING CONDITIONS INDEX » : LCI

Au Liban, à partir des données sociodémographiques des résidants au foyer et des données relatives au ménage du recensement de 1996, un groupe de chercheurs du ministère des Affaires Sociales du Liban a développé et validé un index de précarité, le "living Conditions Index » (LCI). Basé sur l'évaluation de besoins fondamentaux insatisfaits chez les ménages, le LCI comporte 11 indicateurs regroupés en 4 domaines (le logement, les égouts et l'eau potable, l'éducation et les revenus) [64.].

Le « logement » correspond au moyen principal de chauffage et au surpeuplement du ménage exprimé par le nombre de pièces et par la surface par personne résidant au foyer. « L'éducation » comprend le niveau d'instruction achevée et l'état de scolarisation. « Les égouts et l'eau potable » expriment le niveau de salubrité de la population à l'aide de trois indicateurs. Le domaine associé aux «Revenus » est constitué de trois indicateurs : la profession principale, le rapport de dépendance économique du ménage (rapport du nombre de personnes actives sur le nombre de personnes inactives) et la possession d'un véhicule. A chaque indicateur est associé un score compris entre 0 et 2. Le score du domaine correspond à la moyenne arithmétique des scores des indicateurs composant le domaine. Le score global est égal à la moyenne des scores des 4 domaines. Les scores du LCI sont classés en 5 niveaux de satisfaction des besoins des ménages : très bas (<0.75), bas (0.75 - 0.99), moyen (1 - 1.25), élevé (1.26 - 1.49) et très élevé (1.5 – 2). Ces niveaux sont valables pour les domaines et pour les indicateurs.

Pour faciliter les analyses et leur interprétation, l'auteur du LCI a adopté 3 niveaux de satisfaction : bas (les scores de l'index inférieur à 1), moyen (les scores de l'index variant entre 1 et 1.25) et élevé (les scores de l'index compris entre 1.26 et 2).

2.2 Methodologie de l'Adaptation du LCI et de la validation du LCI-Modifie (LCI-M) comme indicateur de precarite

2.2.1 Méthodologie d'adaptation : intégration des indicateurs

Le LCI a été modifié en ne prenant pas en compte les indicateurs suivants : les trois indicateurs du domaine de l'eau potable et des égouts et l'indicateur du chauffage. Il est en effet très difficile de coder l'indicateur chauffage car le chauffage au mazout, kerozène et gaz (score =1 dans le LCI) remplace souvent le chauffage electrique (score = 1.5 et 2 pour le chauffage central) en raison de la coupure fréquente et aléatoire de l'électricité. En ce qui concerne les indicateurs eau potable et égouts, les auteurs du LCI ont montré qu'ils étaient beaucoup moins corrélés au LCI que les domaines des revenus et de l'éducation [64]. D'autre part ils n'apportent plus une information aussi pertinente avec le programme de rehabilitation qui a été mis en place.

Les données socio-démographiques des résidants au foyer et les données relatives au ménage recueillies dans notre étude nous ont permis d'adapter le «Living Conditions Index Modifié » pour obtenir un index simplifié noté «Living Conditions Index - Modifié » (LCI-M). Cet index comporte les domaines les plus fréquemment utilisés dans les études de défavorisation matérielle et sociale [6-8][14][125-126] que sont le logement, l'éducation et les revenus.

Le «LCI-M» a été construit à partir de 6 indicateurs : le nombre de pièces et la surface par personne résidant au foyer, le niveau d'instruction obtenu, la profession principale (la profession exercée a été recodée selon la classification adopté par le ministère des affaires sociales pour le recensement de 1996 [53]), le rapport de dépendance économique du ménage (rapport du nombre de personnes actives sur le nombre de personnes inactives) et la possession d'un véhicule. Comme dans le LCI, à chaque indicateur est associé un score compris entre 0 et 2.

L'intégration des indicateurs se fait généralement par une approche additive pondérée. On peut envisager deux types de pondération : soit une pondération qualitative arbitraire [64] soit une pondération statistique reposant sur l'analyse factorielle [125].

Nous avons opté pour cette dernière approche parce que le poids de chaque indicateur dans un indice de condition de vie ne peut pas être déterminé de façon arbitraire en fonction des seules perceptions du chercheur ou d'un groupe d'intervenants (les omnipraticiens, par exemple), mais doit prendre en compte les relations statistiques existant entre les différents indicateurs pour la population du territoire considéré. Nous avons eu recours à une analyse factorielle, plus spécifiquement l'analyse en composantes principales, avec une rotation de type Varimax en ne retenant que les indicateurs ayant une corrélation supérieure ou égale à 0.40 avec la composante sous-jacente. Cette technique permet de regrouper les indicateurs en domaines représentatifs des principaux aspects des conditions de vie.

2.2.2 Méthodologie de la validation du LCI - M

Seules la validation discriminante (ou validité de groupes connus) a été réalisée à partir des données des ménages (n = 347) et des individus enquêtés (n = 524) dont les caractéristiques sont décrites au paragraphe 2 de la partie B.

La moyenne, l'écart type, et la fréquence des différents niveaux de chaque dimension et de l'index total ont été calculés d'une part au niveau des ménages, d'autre part au niveau des individus.

2.2.2.1 *Validation au niveau des ménages*

La comparaison des scores de l'index global et de ceux de chaque indicateur du LCI-M en fonction des caractéristiques des ménages, des chefs de ménage, de l'handicap du ménage et du type d'habitat (urbain /rural) a été réalisée à l'aide du test du chi2 ou du test exact de Fisher pour les variables qualitatives et du t-test pour les variables quantitatives.

Une analyse multivariée des scores du LCI-M par analyse linéaire généralisée a pris en compte les caractéristiques des ménages (le type de ménage, le logement, le nombre des personnes du ménage, la présence de personnes handicapées du ménage), le type d'habitat et les caractéristiques des chefs des ménages (âge, genre, déplacement, et consanguinité)

2.2.2.2 Au niveau des individus

Une approche statistique similaire a été utilisée pour comparer les scores du LCI-M en fonction de l'âge des individus et des facteurs environnementaux. La relation entre le LCI-M et la situation financière perçue a été évaluée à l'aide du coefficient de corrélation de Spearman.

De plus, une analyse multivariée de la morbidité, par analyse linéaire généralisée, a pris en compte le LCI-M et les facteurs sociodémographiques, le mode de vie et la consommation de médicaments (les résultats détaillés sont présentés dans la partie D). Comme dans les analyses précédentes, les tests ont été réalisés au risque alpha de 1% à cause de la multiplication des comparaisons.

2.3 RESULTATS DE L'ADAPTATION ET DE LA VALIDATION DU LCI-M

2.3.1 Structuration et codage du LCI-M

L'analyse factorielle en composantes principales sur les données des ménages de l'étude suggère de regrouper les 6 indicateurs en 3 domaines conduisant au LCI modifié (LCI-M). Dans cet index, le domaine «logement » est associé au surpeuplement du ménage avec les deux indicateurs surface et nombre des pièces, le domaine «éducation » comporte les deux indicateurs, niveau d'instruction et possession d'un véhicule, et enfin le domaine «Revenus » regroupe le rapport de dépendance économique et la profession (tableau 17).

Ces trois composantes résument chacune un peu plus du tiers des variations associées aux six indicateurs considérés, pour un total de 78 %, et se distinguent fortement l'une de l'autre quant à leur signification. Afin de tester la pertinence du modèle, nous avons effectué séparément la même analyse pour les ménages dans les zones urbaines et rurales. Une même structure factorielle a été retrouvée dans chacune des zones avec des niveaux de synthèse variant entre 80.6 % et 77.8 % respectivement (tableau 18).

Le score d'un domaine correspond à la moyenne arithmétique des scores des indicateurs composant le domaine. Le score global est égal à la moyenne des scores des 3 domaines du LCI-M. Comme pour le LCI, des niveaux ont été définis, à partir des scores de l'index modifié, en utilisant la technique des centiles.

Tableau 17. Résultats de l'analyse factorielle avec rotation orthogonale (Varimax) des différentes variables de l'index LCI-M au niveau des ménages (n=347).

Variables	Facteur I	Facteur II	Facteur III	Communautés
Dépendance économique		**0.88**		0.796
Instruction		0.21	**0.82**	0.718
Profession		**0.79**	0.35	0.75
Possession d'un véhicule			**0.79**	0.65
Surface	**0.91**		0.15	0.85
Pièce	**0.94**			0.887
% vriance	29.17	24.23	24.19	Total var. 77.4%
Alpha de Cronbach	0.84	0.61	0.51	Total index 0.56

N.B : Les valeurs < 0.40 ne figurent pas dans le tableau. Alpha de Cronbach (pièce, surface, voiture) : 0.61 ; Alpha de Cronbach (éducation, profession, activité) : 0.54.

Tableau 18. Résultats de l'analyse factorielle avec rotation varimax des différentes variables de l'index LCI-M au niveau des ménages urbain (n_1=112), et rural (n_2=235).

Variables	Urbain (n_1=112)				Rural (n_2=235)			
	Facteur I	Facteur II	Facteur III	Communautés	Facteur I	Facteur II	Facteur III	Communautés
Dépendance économique		**0.88**		0.80		**0.88**	-0.18	0.80
Instruction	-0.15	**0.577**	**0.57**	0.69			**0.86**	0.75
Profession		**0.83**	0.19	0.73		**0.77**		0.74
Possession véhicule	0.19		**0.90**	0.85	0.11		**0.79**	0.63
Surface	**0.95**			0.86	**0.91**			0.86
Pièce	**0.92**			0.91	**0.94**			0.88
% vriance	30.25	30.07	20.33		28.70	23.01	26.05	
Total variance				**80.65**				**77.76%**

Tableau 19. Description du LCI-M au niveau des ménages.

				Centiles			
	Effectif	Moyenne	Ecart type	20	40	60	80
LCI-M	347	1.1814	0.2368	0.9830	1.1190	1.2547	1.3873

La distribution de l'index représenté par l'histogramme de la figure 8 a suggéré un découpage en cinq classes dont les seuils correspondent aux valeurs des 20, 40, 60 et 80ème centiles (tableau 19). Le seuil du 20ème centile était proche de 1 (0.98), le seuil du 40ème était égal à 1.12, celui de 60ème était de 1.25, et enfin celui du 80ème était de 1.39. Le premier quintile représente la population la plus défavorisée et le dernier quintile représente la plus favorisée.

Les seuils obtenus sont proches de ceux du LCI, et de ce fait la classification des scores proposée par les auteurs du LCI a été utilisée pour le LCI-M. Par transformation linéaire de la somme des scores des différents domaines, le score global a été codé de 0 à 2 réparti en 5 niveaux de satisfaction des besoins des ménages : très bas (<0.75), bas (0.75 - 0.99), moyen (1 - 1.25), élevé (1.26 - 1.49) et très élevé (1.5 – 2). Ces niveaux sont aussi valables pour les domaines et pour les indicateurs. Comme pour le LCI, les 5 niveaux ont été regroupés pour aboutir à 3 niveaux de satisfaction : bas (les scores de l'index sont inférieurs à 1), moyen (les scores de l'index varie entre 1 et1.25) et élevé (les scores de l'index sont compris entre 1.26 et 2).

L'index calculé sur le ménage a été attribué à chaque individu du ménage.

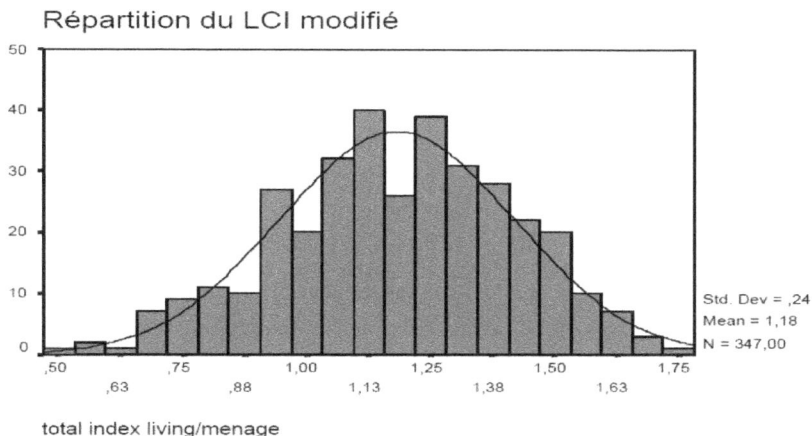

Figure 8. Distribution des scores de LCI-M niveau des ménages (n=347).

2.3.2 Validation du LCI-M au niveau des ménages

La répartition des ménages pour les différents indicateurs de base du LCI-M (codés en 3 classes) en fonction du lieu d'habitation et du genre est décrite dans le tableau 20.

Sur l'ensemble des ménages, 47.5% ont un niveau d'instruction bas et très bas (inférieur au primaire). Dans plus d'un tiers des ménages les professions exercées appartiennent à la catégorie « bas ou très bas ». A l'inverse, on observe que 44% des ménages ont un niveau de revenus élevé ou très élevé et que 75% des ménages disposent d'un logement classé de niveau élevé ou très élevé. Quel que soit le lieu d'habitation on observe qu'environ un ménage sur cinq a un niveau de vie précaire (LCI-M bas et très bas).

Les résultats de l'analyse univariée montrent que le niveau d'instruction est significativement plus bas en milieu rural (46.0% vs 30.4% , p=0.005) tandis que l'indicateur de possession d'automobile est plus élevé (28.5 % vs 43.8% ; p=0.012). Si les ménages ont des niveaux du LCI-M comparables en milieu urbain et rural, il faut noter que les trois grandes villes se différencient des villages (p<0.001) (figure 9).

L'index de précarité varie selon le genre du chef de famille : 31.7% des chefs féminins vs 18.8% des chefs masculins vivent avec un niveau très bas ou bas (p=0.014). Cette différence est très marquée pour l'indicateur « possession d'un véhicule ».

L'analyse multivariée (tableau 21) montre le niveau de précarité codé par le LCI-M est fortement associé au genre du chef de ménage (les femmes ayant un plus bas niveau), au nombre de résidants par ménage (plus le nombre est important plus le niveau est bas). Le LCI-M dépend, à un degré moindre, au lieu d'habitation (niveau plus élevé en milieu urbain).

2.3.3 Validation du LCI-M au niveau des individus

Il existe une relation statistiquement significative entre l'âge des individus et les niveaux du LCI-M (p=0.01) : 18.8% des adolescents et 23.2% des personnes âgées vivent dans des conditions précaires.

Tableau 20. Répartition du LCI –M des ménages et de ses indicateurs, selon l'habitat et le genre du chef de famille (n=347).

Indicateur/ Index	Total (%)	Milieu		P value	Genre du chef du ménage		P value
		Urbain (%)	Rural (%)		Homme (%)	Femme (%)	
Dépendance économique				0.77			**0.001**
Bas	66 (19.0)	23 (20.5)	43 (18.3)		47 (16.4)	19 (31.7)	
Moyen	61 (17.3)	21 (18.8)	40 (17.0)		59 (20.6)	02 (3.3)	
Elevé	220 (63.4)	68 (60.7)	152 (64.7)		181 (63.0)	39 (65.0)	
Instruction				**0.01**			0.26
Bas	142 (40.9)	34 (30.4)	108 (46.0)		113 (39.4)	29 (48.3)	
Moyen	91 (26.2)	29 (25.9)	62 (26.4)		80 (27.9)	11 (18.3)	
Elevé	114 (32.9)	49 (43.8)	65 (27.7)		94 (32.8)	20 (33.3)	
Profession				0.20			**0.002**
Bas	122 (35.2)	35 (31.3)	87 (37.0)		89 (31.0)	33 (55.0)	
Moyen	157 (45.2)	49 (43.8)	108 (46.0)		138 (48.1)	19 (31.7)	
Elevé	68 (19.6)	28 (25.0)	40 (17.0)		60 (20.9)	08 (13.3)	
Véhicule				**0.01**			**<0.0001**
Bas	116 (33.4)	49 (43.8)	67 (28.5)		81 (28.2)	35 (58.3)	
Moyen	179 (51.6)	46 (41.1)	133 (56.6)		162 (56.4)	17 (28.3)	
Elevé	52 (15.0)	17 (15.2)	35 (14.9)		44 (15.3)	08 (13.3)	
Pièce				0.97			**0.001**
Bas	45 (13.0)	15 (13.4)	30 (12.8)		45 (15.7)	0 (0.0)	
Moyen	99 (28.5)	31 (27.7)	68 (28.9)		85 (29.6)	14 (23.3)	
Elevé	203 (58.5)	66 (58.9)	137 (58.3)		157 (54.7)	46 (76.7)	
Surface				0.82			0.48
Bas	15 (4.3)	4 (3.6)	11 (4.7)		14 (4.9)	01 (1.7)	
Moyen	34 (11.7)	10 (8.9)	24 (10.2)		27 (9.4)	07 (11.7)	
Elevé	52 (86.7)	98 (87.5)	200 (85.1)		246 (85.7)	52 (86.7)	
LCI-M en 3 classes				0.91			**0.01**
Bas	73 (21.0)	25 (22.5)	48 (20.4)		54 (18.8)	19 (31.7)	
Moyen	134 (38.6)	42 (37.5)	92 (39.1)		108 (37.6)	26 (43.3)	
Elevé	140 (40.3)	45 (40.2)	95 (40.4)		125 (34.6)	15 (25.0)	
n (%)	**347 (100)**	**112 (100)**	**235 (100)**		**287 (100)**	**60 (100)**	

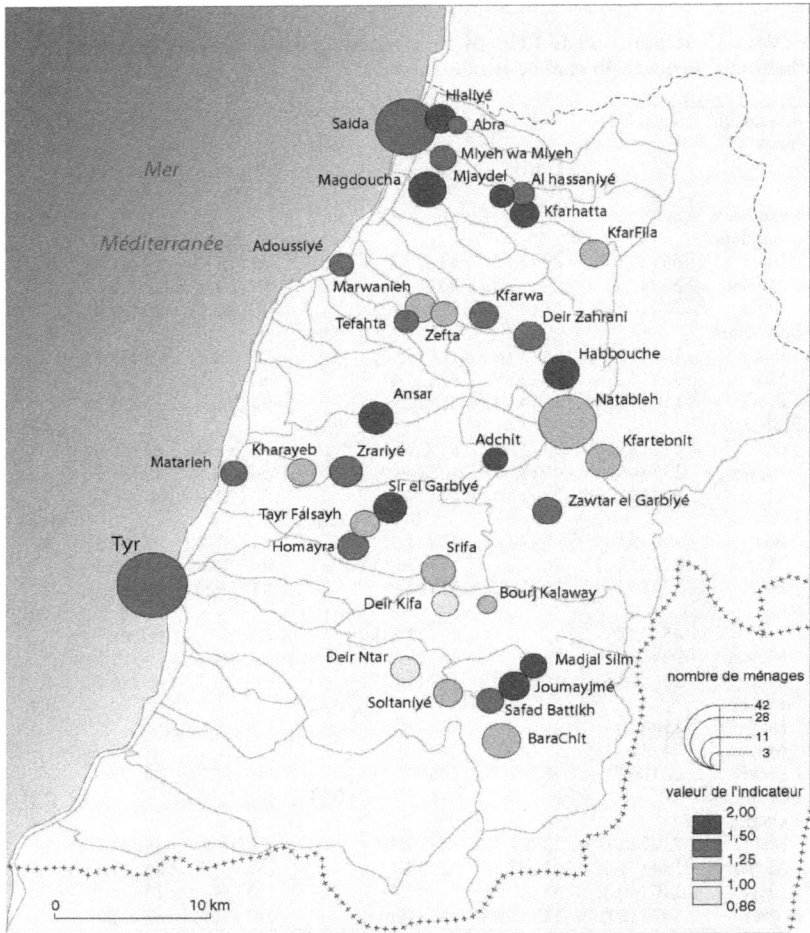

Figure 9. Représentation du LCI-M moyen des ménages des différentes villes et villages participant à l'étude.

Tableau 21. LCI-M et caractéristiques des ménages et chefs des ménages : analyse multivariée (n=347).

	F	P
Type ménage	4.42	0.04
Logement	10.74	0.01
Déménagement du chef de ménage	5.57	0.02
Age du chef de ménage	1.34	0.06
Genre du chef de ménage	7.98	0.005
Handicapé au ménage	0.03	0.85
Nombre des résidants	0.74	0.002
Habitat (U/R)	5.80	0.02
Consanguinité	1.57	0.20

Ces variables expliquent 37.05% de la variabilité (r2), p<0.0001.

Il existe aussi une relation statistiquement significative entre le LCI-M et la situation financière perçue (p <0.0001) (Annexe I - tableau 12). On obsrve que :

▶ 177 (34%) personnes de la population étudiée ont estimé de façon correcte leur situation.

▶ 93 (18%) personnes n'ont pas estimé correctement leur état : 23 (4.39%) ont sous estimé leur situation et 70 (13.36%) ont surestimé leur situation.

▶ 160 (30.53%) persones se positionnent de manière intermédiaire.

On observe une corrélation faible mais statistiquement significative entre le LCI-M et la perception de la situation financière des personnes (r=0.30 ; p<0.0001).

On a mis en évidence une relation entre le LCI-M et la survenue d'un événement grave (60.7% des précaires vs 42.3% des niveaux élevés ; p=0.007), la perception de la qualité de vie : 24.1% ayant un LCI-M bas ou très bas vs 5.3% ayant un LCI-M élevé ou très élevé (p<0.0001) perçoivent leur qualité de vie comme mauvaise (Annexe I - tableau 13).

2.4 DISCUSSION

L'indice de précarité (ou de défavorisation) que nous proposons intègre six indicateurs qui ont été retenus pour leurs relations avec un grand nombre de problématiques du secteur de la santé et du bien-être et pour leurs affinités avec les différentes formes de défavorisation matérielle et sociale [125]. De plus, les indicateurs d'éducation et de revenus sélectionnés ont un impact directe sur l'augmentation du niveau de vie des ménages [64].

Le nombre de voitures que possède la famille était fortement lié à l'indicateur de l'éducation dans notre étude [64]. Cependant, ni notre étude, ni celle réalisée pour la validation du LCI [53] ne renseigne sur la qualité de la voiture (le modèle, la date de fabrication et le coût), ce qui peut biaiser la relation entre « revenu » et « possession d'une voiture » (la forchette de prix des voitures au Liban allant de quelques des centaines de Dollars américains à des dizaines des milliers). Cette absence de précision quant au coût réel pourrait expliquer le changement de domaine de cet indicateur (résultat de l'analyse factorielle pour notre étude) avec celui du niveau d'instruction afin de former un seul domaine appelé « éducation » qui est bien différent de celui trouvé par l'auteur du LCI..

Au niveau des ménages ainsi qu'au niveau des individus, le LCI-M (index total ou ses indicateurs) a permis de différencier les personnes selon l'habitat, le genre du chef de famille, la perception de l'état financière, la survenue d'un événement grave et la perception de la qualité de vie, ce qui est en faveur de la validité discriminante de l'index. Notre étude est en concordance avec les autres études où la précarité est en relation avec le genre du chef du ménage (niveau bas si c'est une femme) [64].

L'un des inconvénients de l'index modifié (LCI-M) est de ne pas permettre la comparaison des résultats avec ceux obtenus antérieurement avec le LCI.

Le LCI-M offre un intérêt certain pour la planification et l'évaluation socio-sanitaire dans les conditions actuelle au Liban et probablement dans d'autre pays: il pourrait permettre une première évaluation des inégalités de santé et de bien être liées à la défavorisation, un suivi de l'évolution et de la répartition de ces inégalités et leur prise en compte dans les politiques et les programmes publics. Ce type d'index permet d'une part, d'établir le profil de défavorisation des communautés et préciser leur localisation sur le territoire, et d'autre part de mesurer les besoins de la population en matière d'allocation des ressources [125]. Il peut aussi contribuer à définir la statégie de la reconstruction et du développement de certains villages au Liban Sud, la prise en charge de certaines catégories sociales tels que les adolescents, personnes âgées et les femmes.

Partie D

ETUDE DE LA MORBIDITE DECLAREE
ET DE LA QUALITE DE VIE
EN FONCTION DU LIEU D'HABITATION
ET DU GENRE

I. METHODOLOGIE

L'un des objectifs de ce travail était d'étudier la morbidité déclarée et la qualité de vie en fonction du lieu d'habitation et du genre.

1.1 ANALYSE UNIVARIEE

La morbidité déclarée est décrite par des variables dichotomiques (présence ou absence de la pathologie ou du symptôme). Le test du Chi deux ou le test exact de Fisher ont été utilisés pour comparer les données de morbidité des individus enquêtés en fonction de l'habitat et du genre.

Les tests de Mann-Whitney ou de Kruskal-Wallis (analyse de variance non paramétriques pour les variables continues de distributions non gaussiennes) ont été utilisés pour l'étude de l'association entre les scores des différents domaines du SF-36 et les facteurs socio-démographiques, les variables environnementales, le LCI-M et les problèmes de santé exprimés en terme de morbidité déclarée.

1.2 ANALYSE MULTIVARIEE

En tenant compte de la procédure d'échantillonnage décrite dans la partie B le lieu d'habitation constituera une variable de stratification dans l'analyse statistique.

La régression linéaire généralisée a été utilisée pour l'analyse multivariée des scores des dimensions du SF-36, prenant en compte des variables socio-économiques et de la santé perçue (Proc GLM de SAS). Les variables de confusion prises en compte dans le modéle sont les suivantes : âge (continu), genre (2 classes), type d'administration du SF-36, situation de famille, LCI-M, perception de la situation financière, survenue d'un événement grave durant l'année, perception de la qualité de vie (index global) et problèmes de santé.

Une analyse multivariée des données de morbidité individuelle par régression logistique a pris en compte les facteurs sociodémographiques (essentiellement l'habitat et le genre), le LCI-M, le mode de vie et la consommation de médicaments.

1.2.1 Modèle linéaire généralisé [113]

Les variables explicatives peuvent être qualitatives, quantitatives ou un mélange des deux.

La partie linéaire est définie par $Y_i = B0 + \Sigma B_j X_{ij} + U_i$

Où Y_i est la variable réponse pour la i^e observation et $(X_{ij})_j =_{1....p}$ le vecteur des variables explicatives. Les termes aléatoires U_i sont supposés être des variables aléatoires normales, indépendantes, de moyenne nulle et de même variance.

1.2.2 Régression logistique [113]

Cette méthode permettant, d'estimer l'association entre une variable qualitative (la maladie par exemple) et l'effet d'un ou plusieurs facteurs (facteurs de risque par exemple), ajusté sur divers facteurs de confusion, mais aussi de tester les interactions entre variables.

1.2.2.1 Le modèle de la regression

Le modèle repose sur l'hypothèse d'une relation entre la probabilité P (ou θ) de la variable qualitative et les variables explicatives $X_1, X_2, X_3..., X_p$ (facteurs de risque ou facteurs de confusion potentiels) de la forme :

$$P(M/\ X_1,..., X_p) = \log [P/(1-P)] = B_0 + \Sigma B_j X_j.$$

Des analyses monofactorielles simples (appelées souvent univariées) précédentes, nous déduisons les facteurs liés à la morbidité déclarée. Un seuil de signification de 0.20 a été envisagé pour l'étude des liaisons simples afin de ne pas omettre de facteurs de confusion (Greenland recommande de choisir un seuil de signification α égal à 25% pour l'étude des liaisons simples afin de ne pas omettre de facteurs de confusions). La procédure d'élimination des variables est la procédure ascendante : on part du modèle le plus simple avec un facteur de risque et on ajoute progressivement les variables. L'estimation des paramètres par la méthode du maximum de vraisemblance permet ainsi d'estimer, à partir des données observées, les coefficients B_j et donc les Odds Ratio (OR) ajustés correspondants. Ces OR traduisent l'importance de la relation entre deux facteurs. Par exemple : un OR de 2 pour le lieu d'habitation (Urbain vs. Rural) relativement à la présence de varices signifie que le risque d'avoir des varices est deux fois plus grand en milieu urbain qu'en milieu rural. La significativité statistique est exprimée par un intervalle de confiance (IC) : si la valeur 1 est incluse dans ses bornes, la relation n'est pas considérée comme significative car le OR ne diffère pas significativement pas de 1 (un OR de 1 traduisant une absence de risque associé, par définition).

1.2.2.2 Le codage des variables

L'étape de codage des variables est fondamentale, car un codage incorrect peut influencer les résultats finalement obtenus. Les règles suivantes ont été appliquées :

Les variables qualitatives à deux classes (dichotomiques) sont codées : 0 = absence et 1 = présence. Le statut malade/ non malade, fumeur/ non-fumeur est une variable de cette sorte ainsi que l'affiliation à Sécurité sociale (non/oui), les loisirs réguliers (non/oui), la consommation des antalgiques (non/oui) et des psychotropes (non/oui)

Les variables qualitatives nominales à plus de deux classes (k classes) ont été transformées en (k-1) variables à deux classes. Ce sont le niveau d'éducation (Illettré, Ecrit et lit /primaire, Collège / secondaire, Universitaire / supérieur) ; la situation famille (Célibataire, Marié/ fiancé, Veuf/ divorcé).

Les variables quantitatives sont transformées en variables qualitatives ordinales et ont été recodées en catégories (vu que, en l'absence de l'hypothèse de linéarité pour les variables biologiques, la prise en compte de la valeur réelle de la variable quantitative peut fausser l'estimation de l'OR). Les variables associées à l'âge, le LCI-M et le IMC ont été découpé en catégories : l'âge (14-29, 30-59, 60 et plus), le LCI-M (très bas/bas, moyen, élevé/très élevé) ; Les seuils admis pour l'IMC sont IMC $\geq$ 25 kg/m^2 pour les femmes et IMC $\geq$ 27 kg/m^2 pour les hommes. Les catégories sont de largeur égale et codées 1,2,3...

La procédure LOGISTIC permet de spécifier des variables catégorielles comme variables explicatives. Elle permet aussi de spécifier les termes d'interaction de la même façon que dans la procédure GLM.

Les tests ont été réalisés au risque alpha de 1% à cause de la multiplication des comparaisons. L'ensemble des analyses statistiques a été effectué à l'aide des logiciels SPSS (7.5) et SAS (8.2).

II. ETUDE DE LA MORBIDITE DECLAREE EN FONCTION DU LIEU D'HABITATION ET DU GENRE

Cette enquête fournit des données de morbidité déclarée (figure 10).

Parmi les différentes pathologies déclarées, l'asthme représente 6.5%, l'hypertension artérielle 19.8%, le diabète 4.4%, l'insuffisance rénale chronique 2.1%, les céphalées 51.5%, la migraine 8.4%, l'épilepsie 5.2%, la dépression 26.7%, l'insomnie 44.3%, les douleurs rhumatismales 26.9%, les douleurs lombaires 45.8%, les discopathies 6.3%, l'ostéoporose 6.3% (8% chez les femmes), les varices des membres inférieures (MI) 20.6%, les troubles visuels 35.5% et les troubles auditifs 5.9%. Les manifestations cardio-vasculaires ischémiques sont présentes chez 3.4% des individus; 1.5% de ces personnes ont été soignées pour un infarctus de myocarde.

Figure 10. La répartition des maladies déclarées par les sujets durant la période de l'étude (1999-2000) (n=524).

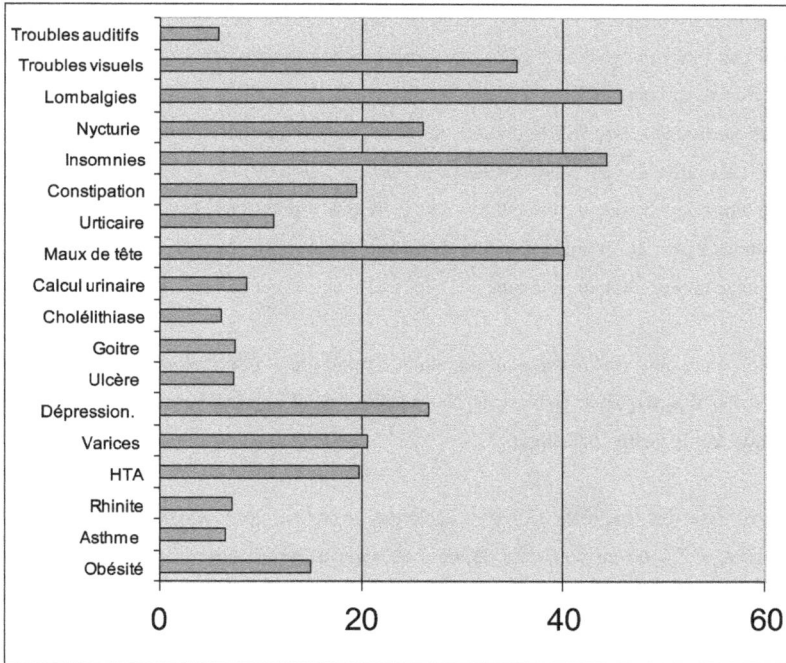

Quinze cas (2.9%) de cancer ont été déclaré par un tiers. L'obésité est présente chez 15% des individus. D'autres symptômes (souvent mal définis) sont aussi ressentis : douleurs et brûlures gastriques (dyspepsies) (35.5%), sensation de troubles du rythme cardiaque (13.0%), hypotension (3.6%), dyspnée isolée (6.3%) et urticaire (11.3%).

2.1 ANALYSE UNIVARIEE DE LA MORBIDITE CHEZ LES INDIVIDUS ENQUETES

2.1.1 Description des symptômes et des pathologies déclarées

Les maladies et symptômes déclarés sont nombreux et leur importance est variable selon l'habitat et le genre (tableau 22). La plupart des pathologies sont plus fréquemment déclarées par les femmes que pour les hommes à l'exception des ulcères gastro-duodénaux et des troubles auditifs.

Les manifestations cardio-vasculaires ischémiques sont présentes dans 3.4% de la population avec une plus grande fréquence chez les hommes (5.5% des hommes vs 2.2% des femmes ; p=0.04). 1.5% des personnes interrogées ont été soignées pour un infarctus de myocarde (tous étaient des hommes). Le nombre moyen de facteurs de risque cardiovasculaire (HTA, diabète, tabac et obésité) par individu est légèrement plus élevé en milieu urbain (0.90 ±0.91 vs 0.76±0.78 ; p=0.09) et significativement plus élevé chez les hommes (0.94±0.87 vs. 0.73±0.81; p=0.006). On observe 3.5% de personnes ayant au moins 3 facteurs de risque, 16% ayant deux facteurs de risque et 38% avec un seul facteur de risque.

En ce qui concerne la tuberculose, aucune personne n'a déclaré cette maladie, alors que 4.4% des enquêtés rapportent des antécédents d'expectoration de sang et ceci quelque soit le genre et l'habitat.

Un tiers des enquêtés (34.6%) déclarent avoir eu une variation de leur poids supérieur à 5% de au cours de l'année. Le type de variations relatives du poids est fonction de l'habitat : les résidents en ville ont une tendance à l'augmentation relative de poids (20.5% vs 12.5% ; p =0.028) et à des variations (+ ou -) de leur poids de plus de 5% (3.5% vs 1.5% ; p =0.028). Ces fluctuations sont essentiellement dues à l'application d'un régime alimentaire pour maigrir suivi d'une reprise de poids fréquente dans les 12 derniers mois.

Tableau 22. Les maladies et symptômes déclarées selon l'habitat et le genre au moment de l'enquête : 1999-2000 (n=524).

	Total (%)	Milieu		P value	Genre		P value
		Urbain (%)	Rural (%)		Homme (%)	Femme (%)	
IMC (N=515)				0.42			0.20
IMC <18.5	24 (4.7)	5 (2.9)	19 (5.5)		5 (2.5)	19 (6.1)	
18.5<IMC< 25	259 (50.3)	85 (49.7)	174 (50.6)		98 (48.8)	161 (51.3)	
25 < IMC<30	155 (30.1)	51 (29.8)	104 (30.2)		64 (31.8)	91 (29.0)	
IMC≥30	77 (15.0)	30 (17.5)	47 (13.7)		34 (16.9)	43 (13.7)	
Asthme (J45)				0.77			0.27
Oui	34 (6.5)	12 (6.9)	22 (6.3)		10 (5)	24 (7.4)	
Rhinite allergique :J30				0.60			0.21
Oui	4838 (7.3)	14 (8.1)	24 (6.8)		11 (5.5)	27 (8.4)	
Hypertension artérielle				0.53			0.80
Oui	104 (19.8)	37 (21.4)	67 (19.1)		41 (20.4)	63 (19.5)	
Varices				**0.001**			**<0.0001**
Oui	108 (20.6)	50 (28.9)	58 (16.5)		14 (7)	94 (29.1)	
Anxiété, dépression Oui	140 (26.7)	57 (32.9)	83 (23.6)	**0.024**	36 (17.9)	104 (32.2)	**<0.0001**
Ulcère				0.76			**0.04**
Oui	39 (7.4)	12 (6.9)	27 (7.7)		21 (10.4)	18 (5.6)	
Goitre				0.67			**<0.0001**
Oui	40 (7.6)	12 (6.9)	28 (8)		2 (1)	38 (11.8)	
Lithiase biliaire				0.83			**0.01**
Oui	32 (6.1)	10 (5.8)	22 (6.3)		5 (2.5)	27 (8.4)	
Lithiase urinaire							**0.04**
Oui	45 (8.6)	9 (5.2)	36 (10.3)	**0.052**	11 (5.5)	34 (10.5)	
Maux de tête				0.28			**<0.0001**
Oui	314 (59.9)	98 (56.6)	216 (61.5)		92 (45.8)	222 (68.7)	
Urticaire	59 (11.3)	16 (9.2)	43 (12.3)	0.14	19 (9.5)	40 (12.4)	0.27
Constipation				0.086			**0.02**
Oui	102 (19.5)	41 (23.7)	61 (17.4)		29 (14.4)	73 (22.6)	
Troubles de sommeil				0.108			**0.019**
Oui	232 (44.3)	68 (39.3)	164 (46.7)		76 (37.8)	156 (48.3)	
Nycturie				**0.051**			0.123
Oui	137 (26.1)	36 (20.8)	101 (28.8)		45 (22.4)	92 (28.5)	
Douleurs lombaires Oui	240 (45.8)	75 (43.4)	165 (47)	0.43	70 (34.8)	170 (52.6)	**<0.000 1**
Troubles visuelles[1] Oui	186 (35.5)[1]	74 (42.8)	112 (31.9)	**0.015**	107 (33.1)	107 (33.1)	0.15
Troubles auditives Oui	31 (5.9)	10 (5.8)	21 (6.0)	0.93	19 (9.5)	12 (3.7)	**0.007**
TOTAL	524 (100)	173 (100)	351 (100)		201 (100)	323 (100)	

Notes et abréviations : [1] : type de troubles visuels : troubles de réfraction (25.8%), autres atteintes (8.4%), association de deux (1.3%) du total.

2.1.2 Consommation de soins et prise en charge (tableau 23)

Pendant la période de l'enquête (1999-2000), 46.4% des personnes ont déclaré avoir reçu des soins médicaux. Quelque soit le lieu d'habitation, la majorité des personnes a fréquenté des hôpitaux, des médecins et/ou des centres d'examens privés (71.7%) alors qu'une minorité a eu recours à l'hôpital public (8.2%) ou à un dispensaire ou un centre de santé primaire (12.8%). Les assurés sociaux ont consommé plus de soins que les non assurés (53.1% pour les affiliés vs 40.7% pour les non affiliés, p=0.004).

Au moment de l'enquête 42.2% des personnes étaient sous traitement (prescription médicale ou auto-médication). Deux tiers des enquêtés (69.8%) ont déclaré prendre des médicaments contre la douleur, dont 13.9% une fois par jour et 33.3% plusieurs fois par semaine. Les femmes consomment plus fréquemment des antalgiques (77.7% vs 57% ; p<0.0001). La consommation des psychotropes est la même en zone urbaine et en zone rurale (12%) et comparable chez les femmes et chez les hommes (13.6% vs 10.4% ; p=0.28).

Tableau 23. Prise en charge et consommation médicale durant un an (1999-2000) selon l'habitat et le genre (n=524)

Recours à	Total (%)	Milieu		P value	Genre		P value
		Urbain (%)	Rural (%)		Homme (%)	Femme (%)	
Services de santé				0.74			0.35
Non	281 (53.6)	91 (52.6)	190 (54.1)		113 (56.2)	168 (52.0)	
Oui [a]	243 (46.4)	82 (47.4)	161 (45.9)		88 (43.8)	155 (48.0)	
Médicament contre affections actuelles							
Non	303 (57.8)	91 (52.6)	212 (60.4)	0.09	126 (62.7)	177 (54.8)	0.08
Oui	221 (42.2)	82 (47.4)	139 (39.6)		75 (37.3)	146 (45.2)	
Antalgiques							
Non	158 (30.2)	48 (27.7)	110 (31.3)	0.40	86 (42.8)	72 (22.3)	<
Oui	366 (69.8)	125 (72.3)	24 (68.7)		115 (57.2)	25 (77.7)	**0.0001**
Sédatifs ou hypnotiques							
Non	459 (87.6)	153 (88.4)	306 (87.2)	0.68	180 (89.6)	279 (86.4)	0.28
Oui	65 (12.4)	20 (11.6)	45 (12.8)		21 (10.4)	44 (13.6)	
TOTAL	524 (100.0)	173 (100.0)	351 (100.0)		201 (100.0)	323 (100.0)	

Notes : [a] : hôpital privé : 118 (48.4%), hôpital public 20 (8.2%), dispensaire 31 (12.8%), centre d'examen privé 56 (23.0%), association d'un centre privé et public et /ou dispensaire 12 (4.7%), autres 6 (2.5%).

2.1.4 Etat de santé perçue

La santé perçue a été évaluée par l'item GH1 du SF-36. Cette perception de la santé est similaire en milieu urbain et rural mais elle varie selon le genre. La femme perçoit plus souvent sa santé comme mauvaise que les hommes (10.2% des femmes vs 5.5% des hommes ; p=0.027) (tableau 24).

Tableau 24. Description de la Santé perçue (GH1) selon l'habitat et le genre (n=524).

	Total (%)	Milieu		P value	Genre		P value
		Urbain (%)	Rural (%)		Homme (%)	Femme (%)	
Santé perçue				0.45			**0.03**
Mauvaise	44 (8.4)	13 (7.5)	31 (8.8)		11 (5.5)	33 (10.2)	
Moyenne	126 (24)	49 (28.3)	77 (21.9)		44 (21.9)	82 (25.4)	
Bonne	177 (33.8)	52 (30.1)	125 (35.6)		62 (30.8)	115 (35.6)	
Très bonne	105 (20.0)	37 (21.4)	68 (19.4)		50 (24.9)	55 (17.0)	
Excellante	72 (13.7)	22 (12.7)	50 (14.2)		34 (16.9)	38 (11.8)	

2.2 ANALYSE MULTIVARIEE DE LA MORBIDITE CHEZ LES INDIVIDUS ENQUETES

Les résultats de l'analyse multivariée confirment l'association entre la morbidité déclarée et des facteurs sociodémographiques et environnementaux (tableau 25.1, 25.2, 25.3).

Les personnes habitants en milieu urbain déclarent deux fois plus souvent les pathologies suivantes : troubles névrotiques (OR=1.94 ; p=0.007), obésité (OR=1.53 ; p=0.05), varices (OR=2.31 ; p=0.0005) et troubles visuels (OR=1.75 ; p=0.008).

L'hypertension artérielle, les troubles auditifs et visuels sont plus fréquents chez les personnes âgées (> 60 ans) alors que les sujets des tranches d'âges 14-29 ans et 30-59 ans présentent deux fois plus de troubles névrotiques (anxiété et dépression) (OR égale respectivement égal à 2.5 et 2.26 ; p=0.08). L'obésité est deux fois plus fréquente dans la classe d'âge 30-59 ans (OR=2.33 ; p<0.0001).

Les céphalées, les douleurs lombaires, les varices, les troubles névrotiques (l'anxiété et dépression) sont deux fois plus fréquent chez les femmes que chez les hommes.

Le niveau de précarité (LCI-M très bas, bas et moyen) est en relation avec certains symptômes : céphalées, douleurs lombaires et insomnies. L'obésité est moins fréquente chez les sujets ayant un LCI-M bas (OR=0.35 ; p=0.001).

L'analyse multivariée de la morbidité déclarée (tableaux 25) montre aussi que la consommation des antalgiques est associée d'une façon indépendante à la majorité des pathologies (céphalées, douleurs lombaires, insomnies, troubles visuels, troubles névrotiques). Les déprimés, insomniaques, hypertendus et ceux ayant des douleurs lombaires consomment plus des psychotropes.

Tableau 25.1. Résultats de l'étude multivariée de la morbidité déclarée.

	Anxiété/ dépression (n=524)			Hypertension (n=515)			Varices MI (n=524)		
	OR	95% CI	P	OR	95% CI	P	OR	95% CI	P
Sexe			0.02			0.19	0.17		<0.0001
(homme /femme)	0.54	0.32-0.91						0.09-0.31	
Milieu (urbain/rural)	1.94	1.20-3.12	0.01			0.56	2.31	1.45-3.69	0.001
Age ans :			0.08			<0.000			0.56
14-29	2.50	1.0-6.24		0.08	0.03-0.17	1			
30-59	2.26	1.09-4.46		0.31	0.18-0.54				
60 et plus	1			1					
Niveau d'éducation			0.25			0.76			0.44
Illettré									
Ecrit et lit / primaire									
Collège / secondaire									
Universitaire / sup.									
Situation famille			0.002			0.31			<0.00
Célibataire	0.24	0.08-0.69					0.39	0.16-0.91	01
Marié, fiancé	0.77	0.32-1.83					1.36	0.64-2.93	
Veuf, divorcé	1						1		
Sécurité sociale			0.49			0.19			0.83
Non									
Oui									
LCI			0.79			0.47			0.85
Très bas/bas									
Moyen									
Elevé/très élevé									
Tabac			0.39			0.05			0.77
(non/oui)				0.63	0.38-1.04				
Loisirs régulières			N.A			0.94			0.64
(non/oui)									
Antalgiques			0.01			0.07			
(non/oui)	0.49	0.27-0.86		0.58	0.32-1.05				
Psychotropes			<0.0001			0.02			
(non/oui)	0.04	0.02-0.08		0.47	0.26-0.87				
IMC (N=515)			N.A			0.59			N.A
IMC <18.5									
18.5<IMC< 25									
25 < IMC<30									
IMC≥30									
Diabète (non/oui)			N.A	0.30	0.12-0.85	0.01			N.A
Hypertension			N.A			N.A			N.A

Notes et abréviations : N.S= non significatif, N.A= Non Applicable.

Tableau25.2. Résultats de l'étude multivariée de la morbidité déclarée (suite)

	Céphalées (n=524)			Douleurs lombaires (n=524)			Insomnies (n=524)		
	OR	95% CI	P	OR	95% CI	P	OR	95% CI	P
Sexe			0.0002			0.001			0.19
(homme/ femme)	0.47	0.32-0.70		0.51	0.34-0.76				
Milieu (urbain/rural)	0.71	0.471.07	0.10			0.39			0.15
Age ans :			0.71			0.53			0.88
14-29									
30-59									
60 et plus									
Niveau d'éducation			0.62			0.62			<0.0001
Illettré							3.47	1.52-7.91	
Ecrit et lit / primaire							1.26	0.65-2.46	
Collège / secondaire							0.76	0.40-1.46	
Universitaire / sup.							1		
Situation famille			0.52			<0.0001			0.19
Célibataire				0.75	0.35-1.61				
Marié, fiancé				1.84	0.78-3.84				
Veuf, divorcé				1					
Sécurité sociale			N.A			N.A			0.92
(non/oui)									
Milieu (urbain/rural)	0.71	0.471.07	0.10			0.39			0.15
LCI			0.02			0.02			0.05
Très bas/bas	1.91	1.13-3.22		1.67	1.01-2.74		1.51	0.89-2.56	
Moyen	1.62	1.05-2.50		1.72	1.12-2.63		1.71	1.10-2.66	
Elevé/très élevé	1			1			1		
Tabac			0.88			0.30			0.17
(non/oui)									
Loisirs régulières			0.18			0.28			0.21
(non/oui)									
Antalgiques			<0.0001			<0.0003			0.001
(non/oui)	0.20	0.13-0.31		0.46	0.30-0.70		0.46	0.30-0.71	
Psychotropes			0.20			<0.0001			<0.0001
(non/oui)				0.26	0.14-0.50		0.11	0.05-0.24	
IMC (N=515)			N.A			N.A			N.A
IMC <18.5									
18.5<IMC< 25									
25 < IMC<30									
IMC≥30									
Diabète (non/oui)			N.A			N.A			N.A
Hypertension			N.A			N.A			N.A

Notes et abréviations : N.S= non significatif, N.A= Non Applicable.

Tableau 25.3. Résultats de l'étude multivariée de la morbidité déclarée.

	Troubles auditifs (n=524)			Lithiase urinaire (n=524)			Nyctiurie (n=524)		
	OR	95% CI	P	OR	95% CI	P	OR	95% CI	P
Sexe (homme/femme)	2.34	1.05-5.25	0.04	0.46	0.22-0.96	0.04			0.38
Milieu (urbain/rural)			0.92	0.44	0.20-0.97	0.04	0.62	0.38-0.99	0.05
Age ans :			<0.0001			0.39			0.19
14-29	0.04	0.01-0.20							
30-59	0.18	0.08-0.41							
60 et plus	1								
Niveau d'éducation			0.29			0.82			N.A
Illettré									
Ecrit et lit / primaire									
Collège / secondaire									
Universitaire / sup.									
Situation famille			0.13			0.09			0.0001
Célibataire				0.64	0.17-2.34		0.75	0.30-1.86	
Marié, fiancé				1.48	0.46-4.78		2.11	0.92-4.84	
Veuf, divorcé				1			1		
Sécurité sociale (non/oui)			0.70			0.58			N.A
LCI			0.54			0.04			0.11
Très bas/bas				3.03	1.26-7.28				
Moyen				2.34	1.04-5.25				
Elevé/très élevé				1					
Tabac (non/oui)			0.47			0.71			N.A
Loisirs régulières			0.23			0.01			N.A
(non/oui)				0.40	0.21-0.78				
Antalgiques			0.07			0.73			0.002
(non/oui)	0.39	0.14-1.10					0.43	0.25-0.74	
Psychotropes			0.83			0.01			0.81
(non/oui)				0.38	0.18-0.82				
IMC (N=515)			N.A			N.A			N.A
IMC <18.5									
18.5<IMC< 25									
25 < IMC<30									
IMC≥30									
Diabète (non/oui)			N.A			N.A			0.001
							0.18	0.07-0.48	
Hypertension			N.A			N.A			0.52

Notes et abréviations : N.S= non significatif, si p>0.20, N.A= Non Applicable

Tableau 25.4. Résultats de l'étude multivariée de la morbidité déclarée (fin).

	Maladies de la peau (n=524)			Obésité (n=515)			Troubles visuels (n=524)		
	OR	95% CI	P	OR	95% CI	P	OR	95% CI	P
Sexe			0.06			0.03			0.07
(homme /femme)	0.65	0.41-1.02		1.51	1.03-2.19		1.48	0.96-2.26	
Milieu			0.02			0.01			0.008
(urbain/rural)	0.57	0.36-0.91		1.58	1.10-2.28		1.75	1.16-2.64	
Age ans :			0.91			<0.0001			<0.0001
14-29				0.57	0.27-1.20		0.24	0.11-0.50	
30-59				1.81	1.02-3.21		0.58	0.31-1.08	
60 et plus				1			1		
Niveau d'éducation			0.61			0.001			0.09
Illettré				4.99	2.11-11.78		0.94	0.39-2.28	
Ecrit et lit /primaire				2.09	1.09-3.98		0.53	0.27-1.04	
Collège / secondaire				1.42	0.77-2.61		0.54	0.28-1.04	
Universitaire / sup.				1			1		
Situation famille			0.37			0.08			0.26
Célibataire				0.69	0.31-1.55				
Marié, fiancé				1.25	0.63-2.46				
Veuf, divorcé				1					
Sécurité sociale			0.99			0.87			N.A
(non/oui)									
LCI			0.002			0.0001			0.11
Très bas/bas	1.49	0.83-2.68		0.38	0.23-0.61				
Moyen	2.35	1.45-3.80		0.95	0.64-1.41				
Elevé/très élevé	1			1					
Tabac			0.86			0.87			0.74
(non/oui)									
Loisirs régulières			0.34			0.89			N.A
(non/oui)									
Antalgiques (non/oui)	0.55		0.02			0.79			0.004
		0.34-0.92					0.51	0.32-0.81	
Psychotropes			0.88			0.003			N.S
(non/oui)				2.28	1.32-3.92				
IMC (N=515)			N.A						N.A
IMC <18.5									
18.5<IMC< 25									
25 < IMC<30									
IMC≥30									
Diabète (non/oui)			N.A			N.A			N.A
Hypertension						N.A	0.58	0.36-0.95	0.03

Notes et abréviations : N.S= non significatif, si p>0.20, N.A= Non Applicable

III. ETUDE DE LA QUALITE DE VIE EN FONCTION DU LIEU D'HABITATION ET DU GENRE

Les résultats de la validité discriminante (ou validité des groupes connus) du SF-36 présentée dans la partie B sont également utilisés pour étudier et dicuter l'influence du lieu d'habitation et du genre sur la qualité de vie de l'échantillon enquêté (124).

3.1 ANALYSE UNIVARIEE DE LA QUALITE DE VIE CHEZ LES INDIVIDUS ENQUETES

3.1.1 Description des dimensions du SF-36 en fonction des variables socio-économiques et du lieu d'habitation

Le tableau 26 donne les corrélations entre le SF-36 et les variables socio-économiques. Pour l'ensemble des dimensions du SF-36, les scores diminuent avec l'âge, ils sont plus faibles chez les femmes que chez les hommes, augmentent avec le niveau d'éducation et varient selon la situation de famille : les célibataires ont des scores plus élevés que les mariés qui à eux-mêmes ont des scores plus élevés que les personnes divorcées ou veuves. Par contre on peut constater qu'il n'y a pas de corrélation avec l'affiliation à la sécurité sociale à l'exception des dimensions mentales telles que VT, SF, RE et MH.

L'habitat (urbain/ rural) et la culture religieuse n'ont d'influence sur aucune des dimensions du SF-36 à l'exception d'une corrélation modérée entre la zone d'habitation et la dimension vitalité VT (p=0.15). Les scores des dimensions du SF-36 sont plus bas chez les personnes percevant leur situation financière comme mauvaise. Les personnes satisfaites de leur travail expriment une meilleure perception de la qualité de vie que les non satisfaites et les autres inactifs. Les événements graves de la vie affectaient les dimensions mentales (VT, SF, RE et MH) ainsi que la dimension GH. On observe d'ailleurs que près de la moitié (49%) de la population a vécu un événement grave durant les 12 derniers mois (séparation, divorce, décès, événement en relation avec la situation économique et de sécurité dans le pays) et que 14% perçoivent leur qualité de vie (index global) comme mauvaise.

La perception de la qualité de vie (index global) était très significativement lié à tous les scores de dimensions de SF-36.

3.1.2 Description des dimensions du SF-36 en fonction de la morbidité déclarée

Au niveau de la morbidité déclarée, les scores des 8 dimensions du SF-36 ont permis de discriminer des groupes différents selon la morbidité physique et mentale (p <0.01). Les comparaisons entre les sujets ayant un problème de santé et les sujets sains (n'ayant pas ce problème) (tableau 27) montre que les sujets ayant de l'asthme, des troubles visuels et auditifs, des céphalées et des varices ont une mauvaise qualité de vie (ils ont des scores plus faibles pour au moins trois dimensions du SF-36). D'un autre côté, la qualité de vie des sujets ayant de l'hypertension, dépression, insomnies, douleurs lombaires et rhumatismales et ostéoporose ont une différence significative pour toutes les dimensions de SF-36. Les sujets diabétiques, les malades insuffisants rénales chroniques ont les scores plus bas, particulièrement pour les dimensions PF et GH. Enfin, les sujets épileptiques ont les scores les plus bas pour les dimensions mentales (VT, SF, RE et MH) et les patients ayant une hernie discale ont les scores plus bas pour les dimensions physiques (PF, RP, BP, GH) et le MH.

Nous avons vu que les résidents en milieu rural ont un niveau d'éducation plus bas, qu'ils sont plus fréquemment de religion musulmane et qu'ils ont une plus mauvaise perception de leur qualité de vie mesurée par l'Index Global (tableau 7). De plus on observe chez eux certaines différences en terme de morbidité déclarée (tableau 22) : ils signalent moins souvent des varices (p=0.001), des symptômes névrotiques (dépression et anxiété) (p=0.024) et des troubles visuelles (p =0.015) mais plus souvent des lithiases urinaires (p=0.052) et de la nycturie (p=0.051).

D'autre part, l'analyse univariée, n'a pas mis en évidence d'influence de l'habitat sur les scores des dimensions du SF-36 à l'exception du VT (p=0.15).

Tableau 26. Influence des variables socio-démographiques sur les dimensions du SF- 36.

n=524	PF (SD)	RF (SD)	BP (SD)	GH (SD)	VT (SD)	SF (SD)	RE (SD)	MH (SD)
Moyenne (DS)	81.3 (22.8)	63.6 (40.6)	68.9 (30.7)	66.3 (22.9)	60.9 (22.5)	68.9 (29.7)	53.1 (43.4)	62.9 (22.5)
Habitat								
Urbain	82.9 (20.7)	64.7 (39.0)	69.7 (29.1)	66.9 (22.3)	58.9 (22.5)	68.3 (28.7)	55.5 (42.6)	63.7 (20.9)
Rural[1]	80.6 (23.8)	63.0 (41.4)	68.5 (31.4)	65.9 (23.2)	61.8 (22.5)	69.2 (30.2)	51.9 (43.8)	62.4 (23.3)
Genre								
Homme	84.3 (21.9)	71.1 (36.8)	76.3 (28.3)	70.1 (21.8)	65.8 (23.0)	74.5 (28.2)	58.5 (42.4)	68.3 (22.0)
Femme	79.5 (23.2)	58.9 (42.2)	64.3 (31.2)	63.9 (23.2)	57.8 (21.7)	65.4 (30.1)	49.7 (43.7)	59.5 (22.2)
	*	***	***	**	***	***	*	***
Âge								
14-19	93.3 (8.1)	71.6 (34.0)	77.3 (24.3)	76.3 (16.8)	66.2 (19.8)	74.8 (26.1)	62.6 (39.0)	66.7 (20.5)
20-39	89.0 (17.2)	73.0 (36.4)	74.4 (27.5)	69.3 (21.7)	63.5 (22.2)	69.9 (28.7)	55.2 (42.4)	64.4 (21.9)
40-60	77.4 (20.9)	57.5 (42.8)	63.3 (31.7)	62.0 (23.3)	59.2 (21.5)	69.9 (28.6)	51.7 (44.2)	62.7 (22.9)
60+	56.1 (22.8)	42.6 (43.8)	56.6 (36.5)	56.5 (25.5)	51.7 (25.3)	57.7 (35.0)	40.2 (46.3)	55.0 (24.1)
	***	***	***	***	***	**	**	**
Education								
Illettré	56.4 (26.4)	28.9 (39.8)	46.7 (31.7)	52.5 (25.3)	45.8 (22.6)	56.7 (31.3)	29.6 (41.6)	47.9 (22.2)
E. lit & prim	79.9 (22.9)	64.6 (41.8)	67.6 (32.8)	64.6 (24.2)	59.4 (23.6)	68.1 (31.2)	48.5 (44.6)	61.7 (23.3)
Col.&second	88.1 (17.3)	71.1 (35.5)	75.4 (25.5)	71.2 (20.4)	65.5 (20.3)	72.3 (27.9)	60.2 (40.8)	67.2 (20.5)
Univ. & sup	91.2 (12.2)	75.4 (33.2)	76.2 (27.2)	70.4 (16.3)	66.9 (18.5)	73.2 (25.0)	69.9 (37.5)	68.6 (19.6)
	***	***	***	***	***	**	***	***
Situation de famille								
célibataire	90.8 (15.1)	72.2 (34.5)	75.9 (25.4)	71.9 (20.5)	65.8 (20.4)	71.5 (27.2)	58.2 (40.3)	66.0 (20.7)
Marié, fiancé	77.6 (24.0)	61.2 (42.8)	66.6 (31.8)	64.4 (22.6)	59.5 (23.3)	68.7 (30.3)	52.1 (44.7)	62.7 (23.2)
Divorcé., veuf	64.7 (26.5)	41.0 (39.9)	53.6 (36.6)	54.3 (28.3)	48.5 (20.2)	57.4 (33.9)	36.7 (43.7)	49.4 (20.5)
	***	***	***	***	***		**	***
Situation financière								
mauvaise	73.6 (27.6)	54.3 (44.6)	62.5 (34.3)	58.5 (26.3)	53.1 (24.2)	61.0 (32.5)	36.8 (42.2)	55.6 (22.8)
Moyenne	82.9 (20.7)	65.1 (39.5)	69.9 (29.6)	67.5 (21.7)	62.0 (20.6)	70.8 (28.2)	56.5 (42.6)	64.1 (22.1)
Bonne	87.5 (18.0)	72.5 (35.6)	75.1 (26.8)	73.7 (17.8)	68.7 (22.3)	74.2 (27.6)	65.9 (41.0)	69.5 (20.9)
	***	***	*	***	***	**	***	***
Sécurité sociale								
Non	81.7 (23.5)	61.6 (41.8)	67.8 (31.3)	65.3 (24.0)	58.8 (23.3)	66.6 (29.8)	47.4 (43.6)	60.3 (22.9)
Oui	80.2 (22.0)	66.1 (39.1)	70.2 (29.9)	67.5 (21.5)	63.4 (21.4)	71.5 (29.3)	59.9 (42.2)	65.9 (21.6)
					**	*	**	**
Satisfaction au travail								
Non	85.4 (17.3)	67.7 (38.4)	73.7 (29.2)	67.9 (21.9)	57.3 (23.3)	66.1 (33.7)	39.7 (39.6)	57.6 (23.1)
Oui	86.9 (18.6)	71.9 (36.6)	73.3 (28.2)	69.8 (20.2)	67.6 (20.1)	74.5 (27.0)	63.3 (42.0)	68.2 (21.6)
NA	76.8 (25.3)	57.3 (42.6)	65.0 (32.0)	63.3 (22.9)	57.1 (22.9)	65.7 (30.0)	48.9 (43.7)	60.3 (22.4)
	***	***	*	*	***	**	***	***
Evénement grave								
Non	82.6 (22.6)	66.7 (39.5)	70.2 (30.4)	70.1 (20.5)	63.9 (22.5)	73.5 (27.5)	59.8 (42.8)	68.3 (21.4)
Oui	80.0 (22.9)	60.5 (41.6)	67.6 (31.0)	62.3 (24.6)	57.8 (22.2)	64.0 (31.1)	46.1 (43.0)	57.2 (22.3)
	*		***	**	**	***	***	***
QDV								
mauvaise	64.2 (28.8)	43.1 (42.3)	56.4 (34.8)	45.6 (25.4)	40.9 (24.5)	51.0 (33.9)	28.3 (39.9)	42.6 (19.8)
Moyenne	81.7 (22.8)	60.6 (42.2)	64.8 (32.1)	64.1 (22.9)	58.4 (19.8)	64.9 (29.9)	46.9 (43.1)	59.8 (20.4)
Bonne	86.1 (18.4)	72.3 (36.1)	76.0 (26.9)	74.3 (17.4)	68.9 (19.8)	77.4 (24.8)	65.6 (40.4)	71.4 (20.5)
	***	***	***	***	***	***	***	***
Auto-questionnaire								
Non	79.3 (24.4)	61.7 (42.7)	67.8 (32.6)	65.6 (24.1)	60.3 (23.2)	68.7 (30.9)	50.5 (45.1)	62.6 (22.7)
Oui	87.9 (14.7)	69.7 (32.5)	72.5 (23.1)	68.7 (18.5)	62.8 (30.2)	69.5 (25.4)	61.4 (36.1)	63.6 (22.1)
	*						**	

Notes et abréviations : *: $p \leq 0.05$; ** : $p \leq 0.01$; *** : $p \leq 0.001$; *N.A : Non Applicable ;* QDV: Qualité de vie, index global; [1]: Kruskal Wallis Test.; *E. lit & prim =Ecrit et lit &*

primaire ; col. & second.=Collège & secondaire ; univ. & sup=Universitaire & supérieur;
mauvaise =Très mauvaise, mauvaise; Bonne = Bonne, très bonne; NA= Non applicable

3.2 RÉSULTATS DE L'ANLYSE MULTIVARIEE

Les variables suivantes n'ont ps été incluses comme variables candidates dans le modèle multivarié à cause de leur corrélation élevée avec d'autres variables: l'éducation à cause de sa corrélation élevée avec le mode de l'administration du questionnaire (r=0.46) et avec le LCI-M ; L'ostéoporose à cause de sa corrélation élevée avec l'insuffisance rénale (r=0.56) et la satisfaction au travail à cause de sa corrélation élevée avec le LCI-M.

Les résultats de l'analyse multivariée (tableau 16 - partie C) montre l'influence de l'habitat sur la dimension vitalité (VT) du SF-36 mais pas sur les autres dimensions. Les paramètres sociodémographiques influencent les domaines physiques de la qualité de vie : l'âge influence le PF alors que le genre influence les domaines PF, GH et VT. Il y a une influence significative de la morbidité déclarée sur la qualité de vie ; par exemple, la dépression ce sont les domaines mentaux (VT, MH et SF) ainsi que les domaines physiques (PF et BP). Pour les douleurs lombaires et rhumatismales c'est la majorité des domaines qui sont affectés mais plus particulièrement les domaines physiques (PF, GH et SF). L'asthme, même en dehors de la crise d'asthme, a un impact négatif sur le RE. L'insuffisance rénale chronique a un effet sur PF, GH et SF. La hernie discale a un effet négatif sur tous les domaines physiques du SF-36 à l'exception de RF. Les troubles visuels influencent le MH.

Vivre un événement grave durant les 12 derniers mois influence les différents domaines de SF - 36. Enfin, la perception de la qualité de vie est significativement corrélée à toutes les dimensions de SF-36 à l'exception de PF et RF.

D'après les résultats de l'analyse univariée, le mode d'administration du questionnaire (enquêteur versus auto-administration) influence légèrement les domaines PF et RE : les scores des répondants par auto-questionnaire sont légèrement supérieurs à ceux des personnes interrogées par un enquêteur (p<0.05). En analyse multivarié, cet effet, s'observe pour les domaines GH et MH (p<0.01) et à un degré moindre pour les domaines VT et SF (p<0.05).

Tableau 27. Influence de la morbidité déclarée sur les dimensions du SF-36.

(n=524)	PF (SD)	RF (SD)	BP (SD)	GH (SD)	VT (SD)	SF (SD)	RE (SD)	MH (SD)
Asthma (n=34)	72.35 (24.74) **	50.73 (41.96) *	58.91 (31.70) *	56.09 (24.30) **	49.41 (21.45) ***	56.25 (33.04) *	36.27 (45.22) *	52.82 (21.77) **
Hypertension (n=104)	68.03 (26.47) ***	47.59 (44.68) ***	59.70 (32.15) ***	57.45 (24.29) ***	54.18 (22.34) ***	62.38 (32.09) *	40.70 (44.78) ***	56.35 (20.17) ***
Diabète (n=23)	55.65 (28.26) ***	48.91 (42.96)	57.74 (36.30)	55.09 (19.93) **	49.56 (22.56) *	60.33 (32.10)	34.78 (43.20) *	54.09 (13.53) *
Insuffisance rénale chronique (n=11)	61.82 (23.05) ***	47.73 (46.71)	49.45 (23.07) ***	42.64 (25.88) **	45.91 (19.85) ***	50.00 (34.91)	63.64 (45.84)	60.73 (14.73)
céphalées (n=270)	79.80 (23.64)	59.44 (41.39) *	64.69 (30.50) ***	63.43 (22.63) ***	58.90 (21.99) *	67.27 (29.06)	50.12 (44.04)	58.98 (22.35) ***
Migraine (n=44)	76.02 (25.64)	52.84 (43.54)	59.66 (32.56) *	57.73 (27.40) *	53.18 (18.33) **	58.24 (31.66) *	35.61 (42.77)	58.91 (21.52) **
Epilepsie (n=27)	70.18 (32.95)	48.15 (48.50)	59.81 (35.30)	53.51 (33.39)	45.00 (23.53) ***	50.46 (33.88) **	30.86 (41.27) **	45.63 (20.91) ***
Dépression (n=140)	71.93 (25.59) ***	51.25 (43.07) ***	59.00 (32.28) ***	58.17 (25.58) ***	50.96 (22.83) ***	61.87 (31.25) ***	42.14 (43.18) ***	53.17 (21.99) ***
Insomnie (n=232)	72.69 (26.16) ***	51.62 (43.33) ***	60.46 (32.34) ***	58.49 (24.24) ***	53.43 (21.78) ***	60.67 (31.41) ***	41.09 (43.06) ***	55.43 (22.14) ***
Douleurs rhumatismales (n=141)	68.26 (25.89) ***	44.45 (42.11) ***	53.25 (31.16) ***	55.40 (24.66) ***	50.66 (23.03) ***	57.53 (32.00) ***	42.91 (42.60) ***	54.69 (23.54) ***
Douleurs lombaires (n=240)	73.81 (24.14) ***	50.62 (42.16) ***	55.73 (31.43) ***	57.43 (24.77) ***	54.10 (22.34) ***	60.83 (32.10) ***	42.08 (42.82) ***	58.00 (22.03) ***
Discopathies (n=33)	67.42 (23.02) ***	41.67 (42.23) ***	44.58 (31.41) ***	51.24 (23.79) ***	54.39 (23.58)	62.50 (31.41)	40.40 (44.69)	52.97 (26.65) **
Ostéoporose (N=33)	54.85 (24.22) ***	33.33 (44.05) ***	49.12 (31.76) ***	44.18 (29.00) ***	75.30 (18.20) ***	48.11 (34.39) ***	50.50 (44.19)	52.73 (20.79) **
Varices MI (N=108)	75.97 (24.58) **	54.86 (41.92) **	60.97 (29.62) ***	62.17 (22.50) **	55.51 (21.96) **	63.66 (29.92) *	45.06 (44.26) *	58.15 (23.67) *

(n=524)	PF (SD)	RF (SD)	BP (SD)	GH (SD)	VT (SD)	SF (SD)	RE (SD)	MH (SD)
Troubles visuelles (n=186)	72.66 (25.50) ***	54.17 (42.15) ***	62.17 (33.51) ***	61.54 (24.32) ***	55.56 (23.87) ***	64.72 (31.90) *	49.28 (44.82)	58.47 (23.01) ***
Troubles auditifs (n=31)	59.51 (30.06) ***	45.16 (43.98) *	55.52 (35.59) *	51.42 (23.23) ***	50.16 (16.30) ***	57.26 (31.59) *	40.86 (44.48)	58.58 (23.11)

Notes :
*: p ≤ 0.05 ; ** : p ≤ 0.01 ; *** : p≤ 0.001 ; l'absence de symbole dans la table indique un p non significatif pour les tests statistiques réalisés entre les 8 dimensions du SF-36 et la morbidité déclarée (test de Mann-Whitney).

Commentaire

Les scores des différents domaines du SF-36 de la population libanaise étudiée sont plus bas que ceux observés dans les populations américaine [33] et française [116], surtout pour les domaines RF, SF et RE et MH. Les résultats sont très similaires pour les populations américaine et française.

Figure 11. Comparaison des niveaux de la qualité de vie au Liban, aux Etats-Unis et en France.

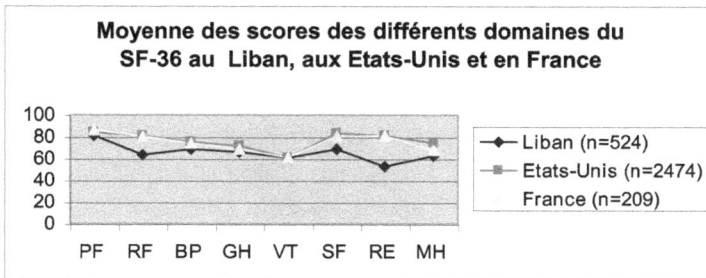

Moyenne des scores des différents domaines du SF-36 au Liban, aux Etats-Unis et en France

Liban (n=524)
Etats-Unis (n=2474)
France (n=209)

IV. DISCUSSION

Les résultats de cette étude d'une population libanaise, conduite au Sud Liban, soulignent l'impact du lieu d'habitation, du niveau socio-économique et du genre sur les indicateurs de santé et confirment le phénomène de transition épidémiologique que pouvaient suggérer les modifications de style de vie qui ont affecté la plupart de la population libanaise dans les dernières décennies. [11][75]

Cette étude s'est intéressée à la morbidité perçue par la population et non aux maladies diagnostiquées par des médecins. Ce type d'étude a été privilégié parce qu'il nous permettait d'aborder la perception des sujets eux-mêmes [86], à partir d'un échantillon pris au hasard dans la population, et non à partir de ceux qui ont besoin ou qui recherchent une prise en charge médicale ou qui sont hospitalisés.[1][2][86] Cela nous avait semblé particulièrement approprié dans un pays comme le Liban où les comportements de recours aux soins ne sont pas également distribués dans la population, en raison de la situation de guerre du pays et tout particulièrement dans cette région du Sud.

Notre étude a de toute évidence certaines limites : une étude transversale collecte vraisemblablement plus facilement les maladies chroniques que les maladies aiguës [83] et n'est pas appropriée pour déterminer des relations causales [127]. Une sous estimation des pathologies, en raison de limitations de nature culturelle ou en relation avec le genre de la personne interrogée est vraisemblable. A titre d'exemple dans notre étude personne n'a évoqué la tuberculose (considérée vraisemblablement comme honteuse et devant être dissimulée) et le diagnostic de cancer était souvent ignoré du patient ; il a été le plus souvent rapporté par une personne de la famille et avec des termes qui en minimisaient la portée ou qui en détournaient le sens comme « maladie/infection » des « ganglions » ou des « glandes » ou « du sang ». L'utilisation des médicaments à visée psychiatrique (considérés comme tabou) de même que la consommation des boissons alcoolisées (en raison des interdictions religieuses, dans l'Islam) a vraisemblablement fait l'objet d'une sous déclaration. L'infarctus du myocarde n'était souvent pas rapporté comme tel et les termes du type « petite ischémie » le remplaçaient. Plutôt que de parler de diabète, les sujets parlaient de « petit diabète » et plutôt que de parler d'ulcère, le sujet évoquait « une petite ulcération ».

Pour des variables plus quantitatives comme la masse corporelle il a pu être remarqué qu'en général les valeurs rapportées par les sujets sous estimaient l'obésité et que la prévalence de l'obésité était plus élevée lorsqu'on procédait à une réelle mesure du poids [128].

Nos résultats ont pu confirmer que les patients bénéficiaires d'une assurance sociale ont un comportement différent quand à l'utilisation des ressources en santé. Ils montrent que 54 % de la population n'avait aucune assistance sociale vis-à-vis des soins. La relation entre l'état de santé, la précarité, et le niveau de couverture sociale a été bien établi. Nos résultats sont comparables à ceux obtenus par d'autres études au Liban (42 % et 47 %) [56][76] et aux statistiques obtenues à partir des sources officielles (57,6 %) [73]. Les sujets qui n'ont pas de couverture sociale sont pris en charge par le Ministère de la Santé Publique pour une partie des frais d'hospitalisation et pour certaines maladies considérées comme chroniques ou coûteuses.[75]. Cependant les soins ambulatoires ne sont pas couverts par ce régime et les hospitalisations sont en fait aléatoires et dépendantes du bon vouloir d'hôpitaux privés qui représentent la majorité des établissements de soins au Liban [57]. En 1999 un rapport de l'OMS avait déjà suggéré la création d'un système national de Sécurité Sociale qui pourrait coordonner les différents systèmes existants de financement de l'Assurance Maladie afin d'intégrer et de coordonner le système qui est actuellement éclaté en de nombreuses institutions différentes et indépendantes [55].

A l'inverse d'autres études ou des différences entre l'environnement urbain et rural apparaissent clairement, selon un *continum* défini par plusieurs variables, dans notre étude la différence est relativement limitée qu'il s'agisse de morbidité perçue, de la qualité de vie ou de plusieurs données socio-démographiques. Dans la plupart des études la pauvreté ou la précarité [14][16][64][125], les éléments démographiques [129], et les principaux facteurs de risque de maladies sont plus fréquents dans les milieux ruraux qu'urbains [15][16][17][129]. Dans notre étude des différences significatives n'ont été trouvées que pour l'analphabétisme, qui était plus fréquent en milieu rural, et pour l'obésité, l'insuffisance veineuse périphérique et les maladies de la vue qui étaient plus fréquents dans les zone urbaines.

En général et en dépit de différences globales de leur statut économique (plus faible dans les communautés musulmanes que dans les communautés chrétiennes) nous avons trouvé une grande similitude entre ces communautés en dépit de cultures religieuses différentes, aussi bien pour la morbidité perçue que pour leur attitude vis-à-vis de la santé et des soins. Caractéristiques des communautés rurales, les familles nombreuses n'ont cependant pas disparues dans l'environnement urbain, et peu de personnes vivent seules. Ce qui correspond tout à fait aux comportements des civilisations du moyen orient. Le mariage consanguin reste fréquent au Liban (il était de 21 % en 1993 [78] et de 26 % en 1997 [55]), tout particulièrement mais pas seulement en milieu rural. Cet aspect particulier pourrait expliquer l'incidence élevée de maladies génétiques [78] et de ce fait le nombre relativement élevé de personnes handicapées à charge des foyers dans notre étude. Les maladies neuropsychiatriques étaient observées plus souvent dans l'environnement urbain. La douleur psychologique [3] pourrait être le résultat de circonstances favorisant l'exclusion ; Celle-çi peut contribuer à la précarité et être à l'origine de maladies somatiques ou psychologiques ainsi que d'une augmentation de la consommation médicale [130]. La fréquence de ce type de pathologies, dans notre étude, dépassait les 19 % rapportés au Liban en milieu urbain dans une autre étude [55]. En 1998 il a pu être estimé que 10 % de l'impact associé à la maladie, en terme de perte d'années de vie ajustée pour le handicap « *Disability Adjusted Life year* » , ou « *DALY LOSS* » pouvait être attribué aux maladies neuropschiatriques dans les pays à revenus bas et moyen et 23 % dans le pays à haut revenus [1]. La prévalence plus élevée de telles maladies neuropsychiatriques dans les villes et chez les sujets d'âge moyen pourrait être aussi reliée à un rôle spécifique des événements de nature politique (guerre) survenus pendant la période récente. L'état d'insécurité était encore important au Sud Liban quand cette étude a été réalisée. Des études plus détaillées sur les symptômes neuropsychiatriques (pré-dépression et anxiété qui ont été réunies dans notre étude en raison de la difficulté à les séparer clairement à partir de l'interprétation des sujets eux-mêmes) devraient être réalisées dans cette population dont plus de la moitié a été déplacée au cours de la dernière décennie. Les causes précises de ces symptomatologies neurospychiatriques pourraient ainsi être déterminées même si la dépresion est probablement plus fréquente dans ce contexte. [131]

A l'inverse d'une autre étude [125] ou la précarité matérielle était plus fréquente dans les zones rurales et les petites villes mais la précarité sociale était plus importante dans les villes, la précarité dans notre étude apparaissait assez semblable en environnement urbain et rural. Cela peut refléter des disparités régionales, qui sont particulièrement importantes au Liban [54]. Le pourcentage de niveau bas est très bas pour l'indicateur des sujets sans qualification ou sans emploi était supérieur à celui calculé au niveau national (18 ,9%) [64]. Ce fait avait cependant peu d'impact sur la situation du logement. Il a habituellement été montré que les logements surpeuplés et mal ventilés étaient à l'origine d'une quantité de problèmes médicaux-sociaux [16][17]; au Liban pour des raisons culturelles, les logements ont habituellement une surface relativement importante et cela ne reflète pas nécessairement le revenu des ménages [64]. C'est également vrai pour l'indicateur « possession d'une voiture » , qui était plus élevé dans les zones rurales. Cette valeur élevée peut-être en relation avec le besoin de transports privés non couvert par les transports publics, en milieu rural et ce fait pourrait contribuer à la transformation du style de vie rural en induisant une diminution de l'activité physique [132]. En dépit d'un niveau plus faible d'éducation en milieu rural, qui est susceptible d'influencer l'état de santé, le bien être de la population, et la mortalité infantile [64][133], la possession d'une voiture était très significativement associée à l'indicateur de niveau d'éducation [64]. Cette relation, particulière au Liban apparemment était similaire à une autre étude faite dans le pays, mais la possession d'une voiture n'était pas en relation avec le revenu du ménage.

Nos résultats confirment le caractère prédictif des données socio-économiques sur le problème de santé dans cette population. Il y avait une relation indépendante entre les valeurs de LCI-M et les douleurs lombaires, les céphalées, et l'insomnie. L'association entre précarité et insomnie a été observée dans d'autres études [131]. Dans notre étude le pourcentage de sujets insomniaques était deux fois plus élevé que celui trouvé en France [134]. La relation non seulement entre les niveaux bas et très bas mais aussi les niveaux moyens de LCI-M et l'apparition de certaines maladies pourrait être expliqué par l'inflation monétaire importante au cours des dernières décennies qui a conduit à l'érosion du pouvoir d'achat de la classe moyenne qui se retrouve actuellement avec un style de vie très proche des classes à niveau de revenus bas et très bas [55].

L'absence de différence majeure entre environnement urbain et rural pourrait être expliquée par l'évolution rapide des moyens de communication et des services au Liban dont la surperficie est petite ainsi que par les déplacements internes et externes de la population libanaise [65][135]. Cependant la définition de la ruralité peut aussi être en cause. Afin de rendre nos données comparables avec celles obtenues d'autres sources libanaises (tout particulièrement les sources officielles) nous avons utilisé la définition administrative de la ruralité qui distingue seulement entre ville et village [109]. Cependant la notion de ruralité recouvre une combinaison de différentes caractéristiques : unité administrative, densité de population, proportion de la population engagée dans des activités agricoles/non agricoles, disponibilité des infrastructures [17][130][135]. Au Liban, certains travaux distinguent actuellement les villes, les « balda » et les villages, et de ce fait trois styles de vie, urbain, néo-urbain, et rural, peuvent être distingués [65]. La liste nominale des villes et villages définis par le gouvernement devrait dont être régulièrement actualisée [109].

Comme dans d'autres études [55][64], la précarité était plus importante dans les ménages dont le chef de famille était une femme. Le statut de la femme dépend souvent de la carrière de son mari, ses revenus diminuant considérablement avec son décès [3]. L'analphabétisme était également plus élevé chez les femmes, ce qui est conforme à la plupart des autres études [53][56]. On sait que l'absence d'éducation affecte leurs capacités à élever une famille de petite taille, en bonne santé, et avec un niveau correct d'éducation [17]. Culturellement, et en particulier au Liban, le femmes sont considérées utiles à la maison quelque soit la religion de la communauté étudiée. De nombreuses femmes quittent leur emploi rémunéré après le mariage et/ou la naissance d'un enfant [56][71]. Nous avons observé plus de symptômes de maladies chez les femmes que chez les hommes. Et à l'inverses d'autres études [136] [137], les lombalgies étaient plus fréquentes chez les femmes. Ce fait pourrait être en relation avec un surcroît de travail physique domestique ainsi qu'à l'obésité et devrait faire l'objet d'une prise en charge diagnostique et thérapeutique adaptée, comprenant aussi la prise en charge des retombées psychologiques de cet état de douleurs chroniques [136][137]. L'absence de cas déclarés d'infarctus du myocarde chez les femmes et le pourcentage élevé d'angines de poitrine dans notre population pourrait s'expliquer par une mortalité plus élevée par infarctus du myocarde chez la femme, en relation éventuellement avec une arrivée tardive à l'hôpital, un âge plus élevé, des complications plus fréquentes, et/ou un traitement médical moins agressif [138].

Les résultats de l'étude de morbidité déclarée et de qualité de vie nous permettent de conclure que la santé des femmes libanaises, de même que leur qualité de vie, indépendamment de leur âge, et significativement moins bonne que celle des hommes

[124]. Les tabous sexuels, le rôle traditionnel de la femme comme pilier de famille en charge de la santé de leurs enfants, de leur mari, et des parents plus âgés, souvent au détriment de sa propre santé, peuvent expliquer ces différences. Les hommes, à l'inverse, souffraient plus de maladies cardio-vasculaires et avaient des facteurs de risques plus élevés pour ces maladies. Les prévalences étaient comparables à celles observées dans la plupart des pays développés (tableau 27). Les maladies cardio-vasculaires sont la première cause de mortalité au Liban actuellement (29,2 %) [53]. En ce qui concerne le tabac, nos résultats étaient comparables à ceux rapportés pour les sujets masculins dans les pays développés (48 %), plus élevés que ceux trouvés aux USA (23 % en 1997) ou en Europe (30 %), mais de plus le tabagisme avait tendance a affecté plus de femmes et de jeunes que par le passé [11].

Tableau 28. La prévalence des facteurs de risque cardio-vasculaire[a] au Sud Liban dans certains pays industrialisés et en voie de développement.

	Québec	Etats-Unis	France	Tunisie	Liban	Sud Liban
Diabète	5% [13]	6.5% [139]	2.7% [136]	10.2% [13]	13%[d] [57]	4.4%
Hypertension[b]	14% [13]	20% [140]	12% [136]	18.8% [13]	26% [57]	20%
Obésité[c]	N.A	15-30% [141]	6.5% [111]	27.7% [13]	55% (hommes) 67% (femmes[e]) [57]	15%

Notes et abréviations : N.A= non applicable ; [a] : en 1998, 10.3% de la charge globale de la morbidité (mesurée en année de vie corrigée à l'incapacité) à l'échelle mondiale était due à des maladies cardio-vasculaires (10% dans les pays à faible et moyen revenu contre18% dans les pays à haut revenu [11]). [b]:l'hypertension artérielle dans la Méditerranée orientale représente chez les adultes plus de 20%, mais il semblerait que plus de la moitié des cas ne sont pas diagnostiqués [11] ; [c]: l'obésité en Europe Ouest (10-20% chez les hommes contre 10-25 % chez les femmes [111] ; [d]: 10% chez les personnes âgées de 30-64 ans et 29% pour les âgées de 65 ans et plus [142] ; [e]: valeurs mesurés, seuil > 27 kg/m² pour les hommes et >25 kg/m² pour les femmes [57].

Avec ce profil de risques cardio-vasculaires et le taux de maladies chroniques non transmissibles, qui sont à peu près semblables à ceux observés dans les pays développés, le Liban peut dont être considéré comme entré dans un état de transition épidémiologique [11]. L'adoption d'un style de vie urbain a fait apparaître ce type de pathologies dans l'environnement rural. A l'inverse les comportements ruraux restent fréquents dans les communautés urbaines ; ceci inclus la situation des femmes dans la population, toujours associée à un état de santé et une qualité de vie moins bonne. L'utilisation d'indicateurs communs validée dans différentes études et dans différents pays (y compris les pays arabes) devrait faciliter les comparaisons et une meilleure analyse des disparités sociales et environnementales en terme de morbidité de qualité de vie et pourrait permettre de fixer une définition meilleure et renouvelée de la notion de ruralité.

CONCLUSION
ET
PERSPECTIVES

I. CONCLUSION

L'amélioration de l'état de santé de la population est un indicateur du développement de la société. La santé publique est à la fois un domaine technique d'expertise et de surveillance mais aussi une discipline des sciences humaines qui s'impose par sa maîtrise de l'articulation entre médecine et société [143]. Elle répond à une logique communautaire où chacun est invité à contribuer à la santé pour tous. Notre étude avait pour objectif l'évaluation de l'état de santé de la population résidente au Liban Sud à travers l'étude de la qualité de vie et la morbidité déclarée en fonction de l'habitat et de genre ; cet objectif nous a amené à adapter aux réalités linguistiques, culturelles et et/ou socio-économiques Libanaise des outils de mesure de ces deux paramètres et à les valider.

La qualité de vie d'un sujet en bonne santé ou d'un sujet malade est et restera avant tout un concept subjectif individuel. Les mesures de qualité de vie se fondent sur les réponses des patients à des questionnaires standardisés. Les questions doivent refléter dans quelle mesure les patients sont satisfaits de la qualité de leur vie, en fonction, entre autres, de leur état de santé et dans quelle mesure leur existence a été modifiée par la maladie et par les interventions médicales subies. En l'absence d'un outil unique et polyvalent d'évaluation de qualité de vie et en l'absence d'une échelle valide en arabe, nous avons adapté en arabe le S F – 36 et nous avons analysé les propriétés psychométriques de la version traduite. Il s'agit d'un instrument de mesure de la qualité de vie générique utilisé, validé et testé dans de nombreuses études menées sur un plan international car il intègre plusieurs domaines, il est rapide à administrer, il est fiable, reproductible, et adaptable à de nombreux contextes socio-culturels [32-34]. Il reflète à la fois le point de vue des experts et des sujets interrogés. Dans notre étude, lors de l'adaptation transculturelle, certaines réponses relevaient des croyances religieuses (comme celle à l'item GH4), et les réactions des enquêtés nous ont amenée à modifier la phraséologie employée. En dépit de ce type de réaction, facilement repéré, l'acceptabilité de la version adaptée a été très bonne. Les principales propriétés psychométriques de fiabilité et de validité de la version arabe du SF-36 ont été satisfaisantes ; elles sont similaires à celles de la version américaine [33] et il est donc désormais possible d'utiliser cet instrument pour l'évaluation de la qualité de vie reliée à la santé dans les pays arabophones et en particulier au Liban. Cet outil devrait avoir un fort potentiel d'utilisation, en raison de sa simplicité et d'autant plus que les instruments de qualité de vie utilisables en arabe sont rares. A notre connaissance, il n'en existe actuellement pas d'autre validé au Liban.

Un autre outil de mesure socioéconomiques a été construit et validé au niveau des ménages, dans le cadre de notre étude. Il s'agit de LCI-M, qui est un index composite de précarité, regroupant les principaux indicateurs socioéconomiques les plus fréquemment utilisés dans les études de précarité qui sont : le logement (le nombre de pièces et la surface par personne résidant au foyer), l'éducation (le niveau d'instruction obtenu mais aussi la possession d'un véhicule) et les revenus (la profession principale et le rapport de dépendance économique vis-à-vis du ménage). Les résultats (en terme d'index global) obtenus par l'application du LCI-M étaient similaire en milieu urbain et rural mais différaient significativement selon le genre du chef de famille (plus bas si le chef de famille est une femme) et en fonction des villes et villages. On pouvait cependant noter des différence selon le lieu d'habitation pour certains indicateurs (l'instruction, plus basse en milieu rural, et la possession d'automobile, paradoxalement plus élevée en milieu rural).

L'index calculé sur le ménage a été attribué à chaque individu du ménage et quelque soit les indicateurs de santé choisis (qualité de vie, morbidité déclarée), on observait des liens entre les indicateurs sociaux et économiques et l'état de santé global de la population étudiée. Les comparaisons selon le lieu d'habitation ont montré que le milieu urbain/ rural n'avait d'influence, parmi toutes les dimensions du SF-36, que sur la dimension VT. Les résultats obtenus indiquent que plusieurs dimensions du SF-36 sont fonction de l'âge, du genre, de l'éducation, de la situation de famille, de la perception de l'état financier, de la satisfaction au travail et de la perception de la qualité de vie (en terme d'index global) ainsi que de la morbidité. La qualité de vie de cette population de femmes libanaises, indépendamment de leur âge, est plus médiocre que celle des hommes. Ceci est vrai également pour la morbidité.

Une association significative entre la morbidité et les indicateurs socioéconomiques a été confirmée. Les associations entre le lieu d'habitation et la morbidité déclarée étaient cependant faibles et n'allaient pas toujours dans le sens d'une plus grande vulnérabilité en milieu urbain. Il existait une relation indépendante entre le LCI-M rapporté aux individus et certains symptômes et maladies (douleurs lombaires, céphalées et insomnies).

Cette étude nous a permis de donner la prévalence d'un certain nombre de maladies et de symptômes, du moins tels qu'ils sont déclarés (donc perçus ?) par la population étudiée. Certains maladies sont le plus souvent bénignes et sans conséquences médicales graves mais ells sont sources de douleur chronique ou de gêne dans la vie quotidienne. D'autres sont en fait des facteurs de risque d'affections graves, notamment cardio-vasculaires. D'autres enfin, (comme l'asthme, le diabète, les troubles névrotiques tels que la dépression et anxiété, les lombalgies) risquent de se compliquer parfois gravement en l'absence d'une prise en charge adaptée. La présence de certains symptômes somatiques, comme les céphalées, les douleurs rachidiennes, peut être la manifestation d'une dépression masquée, très consommatrice en soins médicaux et ces symptômes représentent une grande souffrance pour les sujets. D'autres sont liés à la pollution de l'environnement, comme l'asthme. Enfin, certains symptômes, comme l'hypertension ou les troubles visuels et les maux de tête, peuvent évoquer un traitement insuffisant de certaines maladies, ou être le signe de maladies graves non dépistées.

Avec le profil de risque cardio-vasculaire que cette étude a permis de repérer, et les données officielles de mortalité (les maladies cardio-vasculaires, avec près de 30%, restent la 1ère cause de mortalité au Liban), et avec la prévalence d'autres maladies chroniques non transmissibles qui sont proches des chiffres relevés dans les pays développés, le Liban semble être déjà à un stade avancé du phénomène de transition épidémiologique. La transition démographique au Liban est donc accompagnée par une transition épidémiologique et l'adoption d'un style de vie urbain a pour conséquences l'apparition de ces maladies en milieu rural.

Les préoccupations de qualité de vie occupent une place importante dans la prise en charge des personnes âgées, des handicapés, des malades chroniques et dans la prise décisionnelle en santé publique. L'utilisation de l'instrument de qualité de vie que nous avons développé pourrait changer les perspectives des professionnels de santé et des décideurs en santé publique, s'il était plus systématiquement utilisé, et appliqué à d'autres régions, permettant ainsi des comparaisons et des actions correctives. En matière de morbidité, l'homogénéisation des outils de mesure est nécessaire. L'emploi d'indicateurs communs et validés dans différentes études au niveau du pays mais aussi dans d'autres pays arabes du moyen orient ou de localisation géographique plus éloignée devrait faciliter une meilleure connaissance des interactions entre la santé et les autres facteurs environnementaux et sociaux dans le futur. Une comparaison et une analyse plus fine des inégalités sociales, en terme de morbidité et de qualité de vie est certes indispensable, mais l'utilisation d'outils simples et robustes d'évaluation sur des populations est un préalable incontournable. L'association du SF-36 et du LCI-M nous semble parfaitement adaptée à des études longitudinales et/ou d'intervention.

Cette étude a par ailleurs montré les limites d'une définition purement administrative de la ruralité. Un travail compémentaire devrait assurément être mené pour aboutir à une autre définition, mieux à même d'exprimer les différences entre « urbain » et « rural » dans un pays en pleine mutation où les différenciations historiques, quantitatives et un peu simplistes ne suffisent plus à traduire la réalité.

II. PERSPECTIVES

2.1 PROPOSITIONS DE RECOMMANDATIONS EN POLITIQUE DE SANTE AU LIBAN

a) La réforme de systeme de santé devrait se fixer des objectifs clairs d'amélioration de la santé.

b) La protection et la promotion de la santé doivent être les préoccupations majeures de l'ensemble de la société.

c) La réforme des système de santé doit être guidée par les valeurs fondamentales que sont : la qualité, l'accessibilité, l'équité de financement et la réactivité (c'est la capacité de limiter les atteintes à la dignité et à l'autonomie de l'individu, ainsi que les craintes et la honte qui sont souvent associées à la maladie

Dans ce but il s'agit de :

- Multiplier les échanges entre la recherche et la décision notamment en santé publique.

- Insister davantage sur les liens d'interdépendance entre la santé et ses déterminants auprès de décideurs de santé, les professionnels de santé et autres professionnels et le grand public.
- Garantir à tous l'accès à des soins de qualité.
- Assurer la couverture maladie universelle en vue de la réduction des inégalités de santé (spécialement encouragé par l'OMS) .
- Promouvoir la coordination entre les différents acteurs du système de santé.
- Renforcer immédiatement les actions et les programmes de prévention-éducation visant à éviter la dépendance chez l'adolescent : alcool, tabac et médicaments psychotropes.
- S'occuper précocement des problèmes psychologiques.
- Promouvoir les études de qualité de vie dans la prise en charge de certaines pathologies chroniques et des groupes sociaux (âgées, femmes).
- Améliorer la prévention et le dépistage et la prise en charge des maladies cardio-vasculaires.
  - Prévenir les risques de maladies cardio-vasculaires par des incitations positives portant sur certains choix des aliments, en encourageant l'abstinence tabagique et la diminution de la consommation excessive de l'alcool et en encourageant la pratique des activité sportives.
  - Aborder le dépistage, le diagnostic précoce, personnalisé et périodique des risques cardio-vasculaires (essentiellement le diabète, l'hypertension artérielle et les dyslipidémies).
  - Offrir aux malades cardiaques et diabétiques une prise en charge multidisciplinaire, de qualité et de proximité.

2.2 PROJET DE CREATION D'UN HOPITAL RURAL A NABATIEH

A la suite des constats faits dans ce travail de thèse sur l'accélération du processus de transition épidémiologique qui touche le Liban, et va rapidement affecter les zones rurales, dans la perspective de ne pas laisser s'installer à bas bruit des habitudes de vie génératrices de conséquences morbides et des pathologies mal repérées, et afin d'améliorer la qualité de vie, la prévention, le dépistage et le diagnostic précoce de ces maladies au niveau local et essentiellement en milieu rural, notre projet est de créer un hopital privé rural à Nabatieh, et de développer en son sein des unités de diabétologie et de maladies cardio-vasculaires, ayant pour mission les objectifs suivants :

Missions
Augmenter la prise de conscience et la compréhension des maladies chroniques non transmissibles.

Soutenir et maximiser l'efficacité de la prévention primaire.

Objectifs généraux
Développer (élargir) les actions préventives de l'hôpital pour l'étendre à la communauté de proximité (par un réseau ville-hopital d'information, l'éducation, le diagnostic et la prise en charge)

Promouvoir l'innovation médicale et la qualité des soins.

Développer les relations avec les associations communautaires et le organismes non gouvernementaux.

Amorcer des recherches en qualité de vie.

Sensibiliser le corps médical à la démarche de santé publique.

Prévenir à court terme les complications métaboliques aiguës du diabète, possiblement mortelles et sources d'hospitalisations répétées.

Prévenir les complications dégénératives invalidantes du diabète.

Prévenir la morbidité et diminuer la mortalité de l'hypertension artérielle .

Objectifs spécifiques
Traiter en intra-hospitalier les maladies nouvellement diagnostiquées (diabète, hypertension,…).

Assurer un suivi médical en ambulatoire.

Dépister précocement les complications dégénératives du diabète

Amorcer un programme de formation assuré conjointement par les infirmières, diététiciens et médecins (réunions, brochures,..).

Coordonner le travail avec les facultés de médecine, les faculté en sciences infirmières, et les organismes de formation des assistantes sociales.

REFERENCES

BIBLIOGRAPHIQUES

1. Pineault R, Daveluy C. La planification de la santé. Concepts, méthodes, stratégies. 6ème impression. Ottawa : éditions Agence d'ARC inc, 1991 : 481 pp.

2. Drulhe M. *Santé et société, le façonnement sociétal de la santé*, 1ère edition. Paris: Sociologie d'aujourd'hui, Presse Universitaires de France, 1996: 390 pp.

3. Leclerc A, Fassin H, Grandjean H, Kaminski M, Lang T (Eds). *Les inégalités sociales de santé*. Paris: Editions La Découverte/INSERM, 2000.

4. De Spiegelaere M, Dramaix M, Hennart Ph. Inégalités sociales et prévention : le statut vaccinal des adolescents. *Rev Epidémiol Santé Publique*. 1996 ; 44 (3) : 228-236.

5. Sloggett A, Joshi H. Higher mortality in deprived areas: community or personal disadvantage? *BMJ* 1994; 309: 1470-1474.

6. Sloggett A, Joshi H. Deprivation indicators as predictors of life events 1981-1992 based on the UK ONS longitudinal study. *J Epidemiol Community Health* 1998; 52: 228-233.

7. McLoone P, Boddy F A. Deprivation and mortality in Scotland, 1981and 1991. *BMJ* 1994; 309: 1465-1470.

8. Benach J, Yasui Y. Geographical patterns of excess mortality in Spain explained by two indices of deprivation. *J Epidemiol Community Health* 1999; 53: 423-431.

9. Coppieters Y, Piette D, Kohn L, De Smet P. Health inequalities: self-reported complaints and their predictors in pupils from Belgium. *Rev Epidémiol Santé Publique* 2002 ; 50 (2): 135-146.

10. Desqueyroux H, Momas I. Impact à court terme de la pollution atmosphérique urbaine sur l'insuffisance respiratoire par bronchopneumopathie chronique obstructive (BPCO) : synthèse des études publiées de 1962 à janvier 2000. *Rev Epidémiol Santé Publique* 2001 ; 49 (1) : 61-76.

11. OMS. Rapport sur la santé dans le monde 1999 : Pour un réel changement. Genève, 1999.

12. Dufouil C, Dartigues J F, Fuhrer R. symptômes dépressifs chez les personnes âgées : comparaison entre des populations rurales et urbaines. *Rev Epidémiol Santé Publique* 1995 ; 43 : 308-315.

13. Ghannem H, Hadj Fredj A. Transition épidémiologique et facteurs de risque cardiovasculaire en Tunisie. *Rev Epidémiol Santé Publique* 1997; 45: 286-292.

14. Reijneveld S A. The impact of individual and area characteristics on urban socioeconomic differences in health and smoking. *Int J Epidemiol* 1998; 27:33-40.

15. Gérard Salem. Urbanisation et santé dans le tiers monde (urbanization and health in the third world). http://firewall.unesco.org. Accessed on 28/06/2001.

16. Blumenthal SJ. The effects of socioeconomic status on health in rural and urban America. *MSJAMA* 2002; 287: 109.

17. Sadek N. The State of World Population. Conditions of Life in Urban Areas (chapter 2). **http://www.unfpa.org/SWP/1996** accessed on 04/04/2001. In : The State of World Population 1996:Changing Places: Population Development and the Urban Future, United Nations Population Fund.

18. Compte rendu du séminaire «Les facteurs sociaux et économiques de la santé des femmes » organisé par CICRED. Tunis : 20-22 janvier 2000. http://www.cicred.ined.fr/infos/seminaires/sante-femmes. Accessed on 30/06/2001.

19. Ministère de Santé publique du Liban, Commission des Pays Arabes, Organisation, Mondiale de la Santé, Ministère des Affaires Sociales Recensement libanais de la santé des mères et enfants. 1996 (document en arabe).

20. Bennett T. Reproductive health care in the rural United States. *MSJAMA* 2002; 287:112.

21. The WHOQOL Group. Field Trial WHOQOL-100. World Health Organization, Division of Mental Health, Geneva, February 1995 .

22. Gérin P, Dazord A, Sali A, Boissel J-P. L'évaluation de la dépression à la lumière du concept de la qualité de vie subjective. *L'Information Psychiatrique* 1992 ; Supplément au no 5 : XLVII-LVI.

23. Organisation mondiale de la santé, Bureau régional de l'Europe. Les buts de la santé pour tous : la politique de santé de l'Europe. Copenhague : *Série européenne de la santé pour tous*, No 4, 1993 : 254 pp.

24. McKenna SP, Doward LC, Davey KM. The Development and Psychometric Properties of the MSQOL: A Migraine-Specific Quality-of-Life Instrument. *Clinical Drug Investigation* 1998; 15: 413-423.

25. Carr AJ, Gibson B, Robinson PJ. Measuring quality of life, Is quality of life determined by expectations or experience? *BMJ* 2001; 322: 1240-3.

26. Carr AJ, Thompson PW, Kirwan JR. Quality of Life Measures. *B J Rheumatol* 1996; 35: 275-281.

27. Testa MA, Simonson DC. Assessment of quality-of-life outcomes. *N Engl J Med* 1996; 334 (13): 835-840.

28. Reviriego J, Millan MD, Millan M. Evaluation of the diabetes quality of life questionnaire in a Spanish population. *Pharmacoeconomics* 1996; 10 (6): 614-622.

29. Anderson RT, Aaronson NK, Bullinger M, McBee WL. A Review of the Progress Towards Developing Health-Related Quality of Life Instruments for International Clinical Studies and Outcomes Research. *PharmacoEconomics* 1996; 10 (4): 336-345.

30. Kaplan RM. Profile versus utility based measures of outcome for clinical trials. In: Staquet M J, Hays RD, Fayers PM eds. *Quality of life assessment in clinical trials methods and practice.* Oxford, New York, Tokyo: Oxford University Press, 1998: 69-90.

31. Moreno F, Lopez Gomez JM, Sanz-Guajardo D, Jofre R, Valderrabano F, on behalf of the Spanish Cooperative Renal Patients Quality of Life Study Group. Quality of life in dialysis patients, A Spanish multi center Study. *Nephrol Dial Transplant* 1996; 11 (suppl 2): 125-129.

32. Ware JE Jr. The SF-36 Health Survey. In: Spilker B. ed. *Quality of Life and Pharmacoeconomics in Clinical Trials,* Second Edition. Philadelphia: Lippincott-Raven Publishers, 1996: 337-345.

33. Ware JE Jr. SF-36 Health Survey Manuel and Interpretation Guide, second printing. Boston, Massachusetts: *The Health Institute*, New England Center, 1997.

34. Ware JE Jr. SF-36 Physical and Mental Health Summary Scales: A User's Manuel, 5th printing. Boston, *Health Assessment Lab*, New England Center, December 1994.

35. Parsons D S, Harris D C.H., A review of quality of life in chronic renal failure. *Pharmacoeconomics* 1997; 12(2 pt 1): 140-160.

36. Rodary C. Evaluation individuelle de la qualité de vie. In : Schraub S, Conroy T Dirs. *Qualité de vie et cancérologie.* Paris: John Libbey EUROTEXT, 2002 : 19-29.

37. Tsolaki M, Fountoulakis K, Nakopoulou E, Kazis A, Mohs RC. Alzheimer's disease assessment scale: the validation of the scale in Greece in elderly demented patients and normal subjects. *Dement geriatr cogn disord* 1997; 8: 273-280.

38. Naughton MJ, Wiklund IK. Dimension-Specific Instruments That May Be Used Across Cultures. In: Spilker B. ed. *Quality of Life and Pharmacoeconomics in Clinical Trials,* Second Edition. Philadelphia: Lippincott-Raven Publishers, 1996: 633-658.

39. Badia X, Garcia-Losa M, Dal-Ré R. Ten-language translation and harmonization of the international prostate symptom score: developing a methodology for multinational clinical trials. *Eur Urol* 1997; 31: 129-140.

40. Schipper H, Clinch J, Mc Murray A, Lewitt M. Measuring the quality of life of cancer patients. The Functional living index-cancer: Development and validation. *J Clin Oncol* 1984; 2 (5): 472-483.

41. Cella DF, Dineen K, Arnason B, Reder A, Webster KA, Karabatsos G, Chang C, Lloyd S, Mo Ma F, Stewart J, Stefoski D. Validation of the functional assessment of multiple sclerosis quality of life instrument. *Neurology* 1996; 47 (1): 130-138.

42. Mingardi G for the DIA-QOL Group. From the development to the clinical application of a questionnaire on the quality of life in dialysis. The experience of the Italian Collaborative DIA-QOL (Dialysis-Quality of Life) Group. *Nephrol Dial Transplant* 1998; 13 (suppl 1): 70-75.

43. Wasserfallen J-B, Karen G, Schulman KA, Baraniuk JN. Clinical aspects of allergic disease, Development and validation of a rhinoconjunctivitis and asthma symptom score for use as an outcome measure in clinical trials. *Allergy Clin Immunol* 1997; 100 (1): 16-22.

44. Schraub S, Mercier M, Eschwège F, Lefebvre JL, Vrousos C, Barthod L. A new quality of life questionnaire for head and neck cancers. *Epidemiol Pub Health* 1996; 44 (4): 346-357.

45. McKinley Rk, Manku-Scott T, Hastings AM, French DP, Baker R. Reliability and validity of a new measure of patient satisfaction with out of hours primary medical care in the united kingdom: development of a patient questionnaire. *BMJ* 1997; 314: 7075.

46. Eronen MK, Rankinen T, Rauramaa R, Sulkava R, Nissinen A. Clinical investigation, Does Aging Mean A Better Life for Women? *Am Geriatrics Soc* 1997; 45 (5): 594-597.

47. Bollinger M, Power MJ, Aaronson NK, Cella DF, Anderson RT. Creating and Evaluating Cross-Cultual Instruments. In: Spilker B. ed. *Quality of Life and Pharmacoeconomics in Clinical Trials,* Second Edition. Philadelphia: Lippincott-Raven Publishers, 1996: 659-668.

48. Juniper E. Measuring health-related quality of life in rhinitis. *J Allergy Clin Immunol* 1997; 99 (2): S742-S748.

49. Anderson RT, McFarlane M, Naughton MJ, Shumaker SA. Conceptual Issues and Considerations in Cross-Cultural Validation of Generic Health-Related Quality of Life Instruments. In: Spilker B. ed. *Quality of Life and Pharmacoeconomics in Clinical Trials,* Second Edition. Philadelphia: Lippincott-Raven Publishers, 1996: 605-612.

50. Meers C, Hopman W, Singer MA, Mackenzie TA, Morton AR, McMurray M. A comparison of patient, Nurse, and Physician assessment of Health-Related Quality of Life in End-Stage Renal Disease. E-NEPH *Archive: Dialysis and Transplantation* 1995; 24 (3): 120-125.

51. Guyatt GH, Jaeschke R, Feeny DH, Patrick DL. Measurements in Clinical Trials: Choosing the Right Approach. In: Spilker B. ed. *Quality of Life and Pharmacoeconomics in Clinical Trials,* Second Edition. Philadelphia: Lippincott-Raven Publishers, 1996: 41-48.

52. Anderson RT, Aaronson NK, Leplège AP, Wilkin D. International Use and Application of Generic Health-Related Quality of Life Instruments. In: Spilker B. ed. *Quality of Life and Pharmacoeconomics in Clinical Trials,* Second Edition. Philadelphia: Lippincott-Raven Publishers, 1996: 613-632.

53. Ministry of social Affairs, UNDP. Housing and Population Database. 1996, CD-ROM for Windows

54. Hamdan K, Neemeh A. El Kittaa el souhi wa el Foufor fi Loubnan, fi mountasaf el tesinat (le secteur de santé et la pauvreté en mi années 1990). In : Issa N, Hamdan K, Neemeh A, El Amin A. Al siyassat al kitaiya limoukafahat al fokor fi Loubnan fi mountasaf el tesinat : Kitaa al saha wa altaalim (les politiques sectorielles pour la lutte contre la pauvreté au Liban en mi années 1990 : secteur de santé et de l'éducation) . Silsilat dirassat moukafahat al fokor (série des études de la lutte contre la pauvreté) No 9 ESCWA: 1999 : 12-82 (135 pp) (publié en arabe).

55. World Health Organization. Analysis of National Reports on the Third Evaluation of the Strategy for HFA (Health for All), country Lebanon, reviewer: Hammoud Esmat, 29 June 1997, 80 pp. http://www.who.int.

56. Administration Centrale de la Statistique. *Conditions de vie des ménages en 1997. Etudes statistiques No 9.* République libanaise, février 1998, 257pp

57. Ammar W, Jokhadar A, Awar M. Health Sector Reform in Lebanon. *Leb Med J* 1998; 46: 328-334.

58. Khayat G, Riachi M, Aoun-Bacha Z, Khoury F. Le cancer du poumon au Liban D'après l'expérience de l'Hotel-Dieu de France à Beyrouth. *Leb Med J* 1998; 46: 74-78.

59. El Saghir NS, Adib S, Mufarrij A, Kahwaji S, Taher A, Issa P, Shamseddine AI. Cancer in Lebanon: Analysis of 10220 cases from the American University of Beirut Medical Center. *Leb Med J* 1998; 46: 4-11.

60. Saab B, Shararah NH, Hamadeh GN, Sarru EA, Makarem MM, Usta JA. Purified protein derivative (PPD) conversion rate among Lebanese children in Beirut. *Leb Med J* 1998; 46: 20-22.

61. Baddoura R, Okais J, Awada H. incidence fracturaire après 50 ans et implications en termes d'ostéoporose dans la population libanaise. *Epidemiol Pub Health 2001;* 49: 27-32.

62. Ammar W, Hamadeh R, Abu Shakra Z, Hamadeh G. The Government health center role redefined: cervical cancer screening in the Shouf area. *Leb Med J* 2000; 48: 161-163.

63. Ramadan FM, Khoury MN, Hajjar TA, Mroueh SM. prevalence of allergic diseases in children in Beirut: comparison to worldwide data. *Leb Med J* 1999; 47: 216-221.

64. Researchers Group. *Kharitat ahwal al maiicha fi loubnan.* Ministry of Social Affairs, UNDP eds, Beirut 1998, Dar al Farabi : 183 pp (Published in Arabic).

65. Malek P, Arzouni K, Adam E, El Ratel A, Faraj P, Aoun D, Rizk HS, Tawil W. *El wafi fi jougrafia, 4eme partie, pour la classe de 3ème.* Beyrouth: Dar el Fikr el Loubnani, 2ème édition, 1995: 203-211 (422pp.). (Published in Arabic).

66. Sader M. Population et permis de travail. *Echochiffres* 1987 : 157-161.

67. Mroueh A, Kronfol N. Alriaya alsohiya fi Loubnan. Organisation Mondiale de la Santé. Alexandrie 1985.

68. N. Saïdi et S. Nasser. l'écho social de la reconstruction. *Center for Economic Policy Research and Analysis.* Beyrouth Sans date; pp. 366 (livre en Arabe).

69. Ministry of Industry in cooperation with GTZ (German Technical Cooperation). *Industrial Report in Lebanon 1998-1999 Statistics & Findings.* Ministry of Industry 2000; 180pp.

70. République Libanaise. Al mouazana al amma wa al mouazanat al moulhaka liam 1999 (*Budget publique et les budgets annexes de l'an 1999*), 735 pp (publié en arabe).

71. Administration Centrale de la Statistique. La population active en 1997. Etudes statistiques No 12. République libanaise 1998.

72. Ministry of Public Health, UNICEF. Report on the National Survey on Some Indicators of Child Health in Lebanon, part One *Child Immunisation.* May 1996: 7pp (publié en Arabe).

73. Ammar W, Mechbal A. H, Awar M. Le financement de la santé au Liban. I. Organisation des services de soins, système de couverture et contribution du ministère de la santé publique. *Leb Med J* 1998; 46: 149-155.

74. Gehchan N, Ghosson M. Cancer Registry in Lebanon. EpiNews 1996 (3) : 6.

75. Ammar W, Mechbal A. H, Azzam O. Le financement de la santé au Liban. II. Sources de financement et dépense globale pour la santé. *Leb Med J* 1998; 46: 206-211.

76. Jamal N, Choucair B, Khalil H, Hamadeh G. Survey of a Bekaa community health needs. *Leb Med J* 1999; 47: 13-17.

77. ALME (l'Association Libanaise pour la Maîtrise de l'Energie et de l'Environnement) Pour un développement et un environnement durables et harmonieux au Liban mieux appréhender les enjeux pour mieux agir Extrait du rapport de la Banque Mondiale. *Bulletin de l'Association Libanaise pour la Maîtrise de l'Energie et de l'Environnement* juillet 1996 : 13-37.

78. El Zein A. Mouachirat taaziz sahat al atfal fi Loubnan : al inmaa al moutawazen fi al mizan : noukat moudiaa wa oukhra mougfala (*Indicateurs de l'amélioration de la santé des enfants au Liban, le développement équilibré au balance : points éclairés et autres points méconnus)*, UNICEF, août 1997. (document en arabe), 20 pp..

79. Chehab S. la problématique de la pollution atmosphérique au Liban : mieux en appréhender les enjeux pour mieux agir. Résumé. In Résumés des communications orales p. 33. Congrés Franco-Libanais (2- 4 juin 1999 ; Beyrouth). *Environnement et Santé*. Beyrouth :Université Libanaise, FSP Liban et Université Bordeaux2, ISPED France, 1999.

80. Jaber B. Qualité de l'eau objectif majeur du MRHE (Ministère des Ressources Hydrauliques et Electriques). In : Congrés Franco-Libanais (2- 4 juin 1999 ; Beyrouth). *Environnement et Santé*. Beyrouth :Université Libanaise, FSP Liban et Université Bordeaux2, ISPED France, 1999.

81. Sleiman B, El-Shafie A, Dar Al-Handasah (Shair and Partners). National industrial waste management plan in Lebanon. 38 p. In : Congrés Franco-Libanais (2- 4 juin 1999 ; Beyrouth). *Environnement et Santé*. Beyrouth :Université Libanaise, FSP Liban et Université Bordeaux2, ISPED France, 1999.

82. Daniel SE. Le Traitement des déchets solides au Liban. *Bulletin de l'Association Libanaise pour la Maîtrise de l'Energie et de l'Environnement* janvier 1999 : 11-43. (ISSN 1027-9881).

83. Rumeau-Rouquette C, Blondel B, Kaminski M, Bréart G. *Epidémiologie méthodes et pratique*. Paris : *Médecine-Sciences Flammarion*, 1993 : 312.pp.

84. Hoerni B. Ethique et déontologie médicale permanence et progrès. Paris : Masson, 1996.

85. Ibn Manzur. Lisān al Arab (15 livres). *Sader*, Beyrouth, sans date (livre en arabe).

86. Aaich P. Morbidité. In : Brucker G et Fassin D. *Santé Publique.* Ellipses, édition Marketing, 1989: 344-364.

87. Surault P. Inégalités sociales devant la santé et la vie dans les pays du Nord. In : Gérard H, et Piché V. *Sociologie des populations.* Montréal : PUM/AUPELF, 1995 : 235-255.

88. Huglo EP. Les cercles de qualité et l'hôpital. Berger-Levrault 1988, 207 pp.

89. Kessenich C R. Health- Related Quality of Life in Osteoporosis. *J Clin Densitometry* 1998; 1: 27-31.

90. International confernce on islamic medicine, Kuweit, 1981, Medical Times june 1981.

91. Katschnig H. How useful is the concept of quality of life in psychiatry? *Curr Opinion Psychiatry* 1997; 10 (5): 337-345.

92. Apolone G, Mosconi P. Review of the concept of Quality of Life assessment and discussion of the present trend in clinical research. *Nephrol Dial Transplant* 1998; 13 (suppl 1): 65-69.

93. Chambon O, Cornillon-Jacouton D, Germain M-H, Assouline B, Landazuri F, Marie-Cardine M. Bien-être subjectif et qualité de vie. Définitions, mesures et facteurs déterminants. implications thérapeutiques. *L'Information Psychiatrique* 1992 ; supplément au No 5 : LVII-LXII.

94. Mercier M. de l'intérêt de la statistique dans l'évaluation de la qualité de vie chez les patients atteints d'un cancer. Th.: Pharm.: Besançon : 1988 ; 88-01-E.

95. Alexander JL, Willems EP. Quality of life: Some measurements requirements. *Arch Phys Med Rehabil* 1981; 62: 261-265.

96. Flanagan JC. A research approach to improving our quality of life. *American Psychol.* 1978; 33: 138-147.

97. Muldoon MF, Barger SD, Flory JD, Manuck SB. What are quality of life measurements measuring? Debate. *BMJ* 1998; 316: 7130-7142.

98. Hunt SM, McKenna SP. The QLDS. A scale for the measurement of quality of life in depression. *Health Policy* 1992; 22: 307-319.

99. McKenna SP, Hunt SM. A new measure of quality of life in depression: Testing the reliability and construct validity of the QLDS. *Health Policy* 1992; 22: 321-330.

100. Gotay C, Korn El, McCabe MS et al. Quality of life assessment in cancer treatment protocols: Research issues in protocol development. *J. Nat Cancer Inst.* 1992; 84: 575-579.

101. Nunnally JC, Bernstein IH. *Psychometric Theory*, third edition. McGraw-Hill, 1994: 752 pp.

102. Kiebert Gwendoline M. Quality of Life as an Outcome Measure in Cancer Clinical Trials. *Eur urology* 1997; 31 (supp 1): 56-64

103. Guyatt G H, Jaeschke R J. Reassessing Quality- of- Life Instruments in the Evaluation of New Drugs. *Pharmacoeconomics* 1997 ; 12 (6) : 621-626.

104. Mercier M. Méthodologie et interprétation des résultats. In : Schraub S, Conroy T Dirs. Qualité de vie et cancérologie. Paris: John Libbey EUROTEXT, 2002 : 9-18.

105. Beresniak A, Duru G, Economie de la santé, Masson, 1994, 107 pp.

106. Schraub S, Mercier M. Mesure de la qualité de vie concept, intérêt et instruments. In : Schraub S, Conroy T Dirs. Qualité de vie et cancérologie. Paris: John Libbey EUROTEXT, 2002: 1-8.

107. Durand G. La Bioéthique nature, principes, enjeux. Canada Cerf Fides, 1997 : 127 pp.

108. Mawla M, Awada A, Chreim Z, Fahs R. *Mohafazat el Nabatieh, Idara, gographia, tourath,* 1ère édition. Liban : Dar Bilal éditeurs, 1998 : 334 pp. (Published in Arabic).

109. Decree 116 of 12 June 1959. In: Dar al manchourat alhoukoukiya, Sader ed. *Kawanin Loubnan, majmouat al noussouss atachriiyah wa altanzimiya.* 6th book. Beirut 1992: 6030-6040. (Published in Arabic).

110. Wanner P, Khlat M., Bouchardy C., habitudes de vie et comportements en matière de santé des immigrés de l'Europe du Sud et du Maghreb en France. *Rev Epidémiol Santé Publique* 1995, 43, 548-599.

111. Detournay B, Fagnani F, Charles MA, Sermet C, Frerot L, Eschwedge E, Basdevant A. L'Obésité en France, apport de l'enquête INSEE-CREDES sur la santé et les soins médicaux, rédacteurs Bouvier-Colle M-H, Jougla E. *Rev Epidémiol Santé Publique* 1999 ; 47 (4) : 385-392.

112. Organisation Mondiale de la Santé. Classification statistique internationale des maladies et des problèmes de santé connexes, dixième révision, volume1, CIM-10. Genève : *Organisation Mondiale de la Santé*, 1993.

113. Traissac P, Martin-Prével Y, Delpeuch F, Maire B. Régression logistique vs autres modèles linéaires généralisés pour l'estimation de rapports de prévalences. *Rev Epidémiol Santé Publique* 1999 ; 47 : 593-604.

114. Ware JE Jr, Gandeck BL, Keller SD, and the IQOLA Project Group. Evaluating Instruments Used Cross-Nationally: Methods from the IQOLA Project. In: Spilker B. ed. *Quality of Life and Pharmacoeconomics in Clinical Trials,* Second Edition. Philadelphia: Lippincott-Raven Publishers, 1996: 681-692.

115. Leplège A, Mesbah M, Marquis P. analyse préliminaire des propriétés psychométriques de la version française d'un questionnaire international de mesure de qualité de vie : le MOS SF-36 (version 1.1). *Rev Epidémiol Santé Publique* 1995 ; 43 (4) : 371-379.

116. Leplege A, Ecosse E, Verdier A, Perneger TV. The French SF-36 Health Survey: Translation, cultural adaptation and preliminary psychometric evaluation. *J Clin Epidemiol* 1998; 51: 1013-1023.

117. Gandek B, Ware JE Jr. Methods for validating and norming translations of health status questionnaires : the IQOLA project approach. *J Clin Epidemiol* 1998; 51 : 953-959.

118. Ware JE Jr, Kosinski M, Gandek B, Aaronson N K, Apolone G, Bech P, Brazier J, Bullinger M, Kaasa S, Leplège A, Prieto L, Sullivan M. The factor structure of the SF-36 Health Survey in 10 countries: Results from the IQOLA Project. *J Clin Epidemiol* 1998; 51: 1159-1165.

119. Cronbach LJ. Coefficient alpha and the internal structure of tests. *Psychometrika* 1951; 16 (3): 297-334.

120. Hunt S M. Cross-cultural issues in the use of quality of life measures in randomized controlled trials. In: Staquet M J, Hays RD, Fayers PM eds. *Quality of life assessment in clinical trials methods and practice.* Oxford, New York, Tokyo: Oxford University Press, 1998: 50-67.

121. Buchholz W. Assessment of Quality of Life, correspondance. *N Engl J Med* 1996; 335: 520.

122. Thumboo J, Fong K-Y, Machin D, Chan S-P, Leong K-H, Feng P-H, Thio S-T, boey M-L. A community-based study of scaling assumptions and construct validity of the English (UK) and Chinese (HK) SF-36 in Singapore. *Quality of Life Res* 2001; 10: 175-188.

123. Painter P, Stewart AL, Carey S. Physical Functioning: Definitions, Measurement, and Expectations. *Adv Renal Replacement Ther* 1999; 6: 110-123.

124. Sabbah I, Drouby N, Sabbah S, Retel-Rude N, Mercier M. Quality of life in rural and urban populations in Lebanon using SF-36 health Survey. *Health and Quality of Life Outcomes* 2003, 1:30 : http://www.hqlo.com/content/1/1/30.

125. Pampalon R, Raymond G. Maladies chroniques au Canada Un indice de défavorisation pour la planification de la santé et du bien-être au Québec. *Santé Canada* 2000 ; 21(3). http://www/hc-sc gc.ca/hpb/lcdc/publicat/ Accessed on 22/02/2001.

126. Challier b, Viel JF. Relevance and validity of a new French indice to measure deprivation on a geographical level. *Epidemiol and public health* 2001; 49 (1): 41-50.

127. Dabis F, Drucker J, Moren A, Eds. *Epidémiologie d'intervention*. Paris : Arnette, 1992, 589 pp.

128. Paccaud F, Wietlisbach V, Rickenbach M. Body mass index: comparing mean values and prevalence rates from telephone and examination surveys. *Rev Epidémiol Santé Publique* 2001 ; 49: 33-40.

129. Rural Information Center Health Service (RICHS). Rural Health Statistics. http://www.nal.usda.gov/richs/stats accessed on 5/1/2002. Prepared by Hirsch S (August 1998), updated by Harriman J (May 2001).

130. Akl A. La depression. *Le Monde Médical* 1997 ; 5 (12) : 78-81.

131. Organisation Mondiale de la Santé. Classification Internationale des Maladies. Dixième révision. Chapitre V (F) : Troubles Mentaux et Troubles du Comportement, Descriptions Cliniques et Directives pour le Diagnostic, traduction de l'anglais coordonnée par Pull C.B. OMS Genève, Masson Paris Milan Barcelone Bonn 1993 : 305pp.

132. Yusuf S, Reddy S, Ôunpuu S, Anand S. Global burden of Cardiovascular Diseases Part I: General considerations, the Epidemiologic Transition, Risk Factors, and Impact of Urbanization. *Circulation* 2001; 104: 2746-53.

133. Caldwell J C. Peut-on modifier les comportements pour préserver la santé ? In : politiques de santé et valeurs sociales. *Rev Int Sci Soc* 1999; 161 : 371-377.

134.Paris M. Précarisation et santé mentale Déterminants sociaux de la fatigue et des troubles dépressifs ordinaires. In: Joubert M, Chauvin P, Ringa V, Eds. *Précarisation, risque et santé, questions en Santé publique*. Paris : Inserm 2001: :69-95.

135.The State of World Population Urban-Rural Links Chapter 5 Transactions and Transformations.. http://www.unfpa.org/SWP/1996 accessed on 04/04/2001.

136. Haut Comité de la Santé Publique. *La santé en France, Annexe : travaux des groupes thématiques.* Paris, *La documentation Française,* Novembre 1994.

137. Coste J, Schiano P-J, Leparc J-M, Paolaggi J-B. Clinical and psychological classification of non –specific low-back pain. A new study in primary care practice. *Rev Epidémiol Santé Publique* 1995; 43 : 127-138.

138. Sawaya J I, Jazra C, Eid EV, Sabra RF. Gender differences in the diagnosis and treatment of acute myocardial infarction in Lebanon. *Leb Med J* 1999; 47 (1): 2-6.

139. Bertolatus Andrew J., Bitil Jeoffrey, Advances in the treatment of diabetic nephropathy, *International Society in Nephrology,* World Congress 2001, California, october 13-17.

140. Cheng JW, Kalis MM, Feifer S. Patient-reported adherence to Guidelines of the sixth joint National Committee on prevention, detection, evaluation, and treatment of high blood pressure. *Pharmacotherapy* 2001; 21 (7): 828-841. http://wwwmedscape.com/PP/Pharmacotherapy/2001 accessed on 08/08/2001. .

141. Fabricatore AF, Wadden TA. Treatment of Obesity: An Overview. *Clinical Diabetes. Middle East Edition* 2003; 2 (2) 55-60.

142.Major S, Salti I, Masri A, Van Lerberghe W, Boelaert M, Khogali M. Managing diabetes mellitus in a Lebanese primary care centre, working towards change. *Leb Med J* 1998; 46: 182-188.

143. Deberdt J-P, Etudiants et professionnels des secteurs paramédical et social. Santé publique, Vuibert, Collection Diplômes, 2001, Paris, 127pp.

LISTE DES FIGURES ET DES TABLEAUX

ANNEXES

ANNEXE I

Tableaux Complémentaires

Tableau 1. Nombre des électeurs au Liban en 1998 et leur répartition selon les Départements.

Département	Nombre des électeurs (% du total des électeurs).		Superficie du Département	Pourcentage / au superficie total du Liban.	Nombre de députés
Beyrouth	394 (14.54%)	021	18 km²	0.17%	19
Liban Sud Saïda Sour Jezzine Beint Jbeil Nabatieh Marjeyoun Hasbaya	585 (21.62%) 118 948 119 914 48 300 90 873 95 528 74 861 34 093	868	2 013 km²	19.2%	23
Bekaa	435 (16.07%)	483	4 429 km²	42.3%	23
Liban Nord	607 (22.43%)	812	2 040.5 km²	19.5%	28
Mont Liban	686 (25.33%)	352	1 951.5 km²	18.4%	35

Notes et abréviations : Liban Sud = Départements Liban Sud et Nabatieh.
Souce : Ministère de l'Intérieure libanaise in As Safir, samedi 13 novembre 1999, no 8451, page 3.

Tableau 2 . Répartition des établissements industriels au Liban selon les départements pour les années 1985 et 1994 et 1998.

Département	Beyrouth	Mont Liban	Liban Nord	Sud Liban	Bekaa	total
1985 [65]	1336 (11.79%)	5038 (44.47%)	3223 (28.45%)	934 (8.24%)	799 (7.05%)	11330 (100%)
1994 [81]	2797 (12.6%)	10081 (45.4%)	3996 (18%)	3197 (14.4%)	2176 (9.8%)	22205 (100.2%)[a]
1998 [69]	2547 (11.6%)	11011 (50.0%)	3865 (17.5%)	2353 (10.7%)b	2250 (10.2%)	22025 (100.0%)

Notes [a]: les pourcentages et les chiffres sont présentées tels qu'ils sont dans la référence No [81]. [b]: Département Sud Liban 1641 (7.5%) et Nabatieh 712 (3.2%).

Tableau 3. Organigramme du Ministère de Santé Publique Libanais.

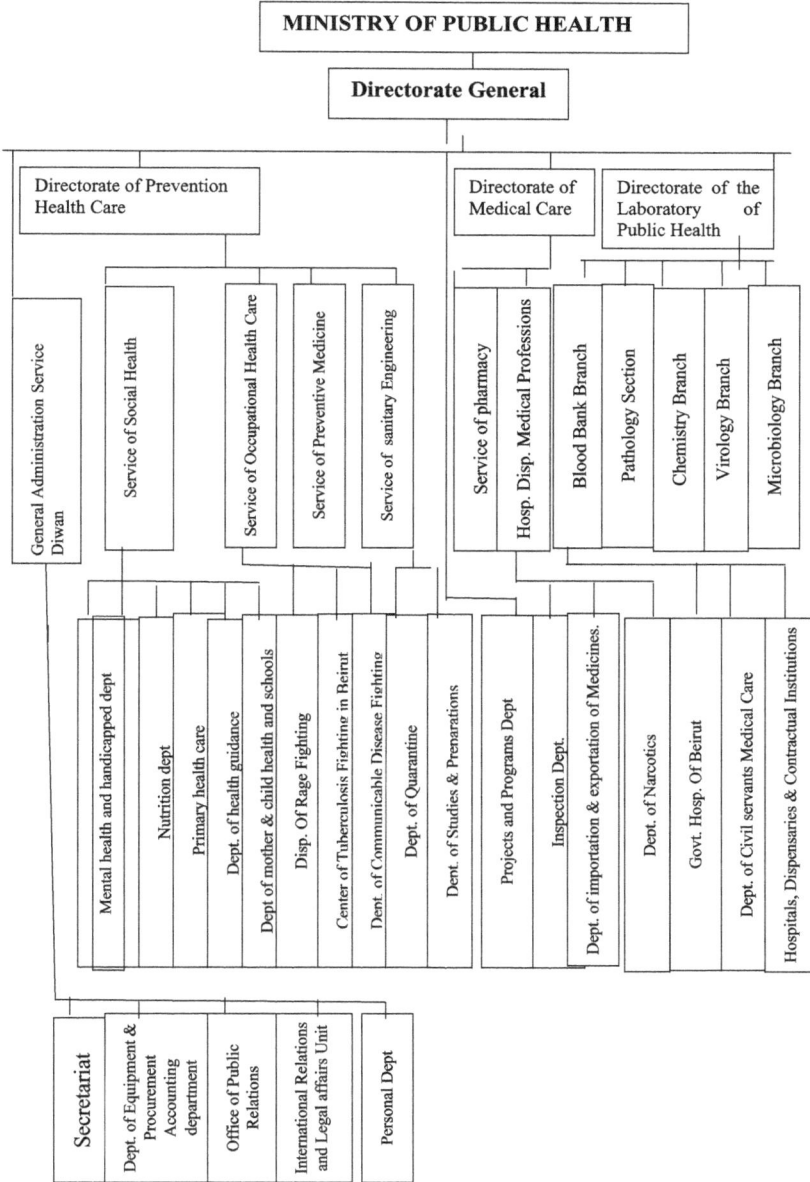

Tableau 4. Technologie moderne et centres spécialisés des hôpitaux privés[a] au Liban durant l'année 2002.

Centre	Nombre
Chirurgie à cœur ouvert	19
Cathétérisme cardiaque	30
Greffe rénale	4
Lithotripsie	25
Dialyse	38
Traitement au Cobalt et au Radium	7
Fertilisation in vitro Ou procréation médicalement assisté	9
Centre de Désintoxication	1
Centre des Brûlés	4
Centre d'ophtalmologie	9
IRM	23

Notes et abréviations : [a] : en 2002, le secteur hospitalier privé comprenait 161 établissements ; 144 pour le moyen séjour hébergeant 10137 lits, et 17 pour de long séjour comprenant 3378 lits [Syndicat des hôpitaux 2002]. Le nombre des hôpitaux privés de moyen séjour au sud Liban était de 23, hébergeant 1584 lits ; seulement, un seul hôpital de long séjour hébergeant 200 lits [Syndicat des hôpitaux 2002].

Tableau 5. Les Hôpitaux Privés (nombre de lits et répartition géographiques) au Liban en 2001.

Nombre de lits des Hôpitaux selon leur Répartition Géographique

	Beyrouth Est	1111		Beyrouth Ouest	1736		Metn	1502		Chouf	540
1	Elie Karam	15	1	AUB	400	1	Abou Jaoudeh	110	1	Ain Wzein	85
2	Gemmayzeh	50	2	Bahman	150	2	Arz	58	2	Azounieh	6
3	Gotcherian	12	3	Barbir	100	3	Beit Chabab	14	3	Baaklin	55
4	Hotel Dieu	343	4	Baydoun	20	4	Bhaness	50	4	El Jabal	30
5	Libanais	138	5	Bekhazi	13	5	Bitar	27	5	Hamlin	38
6	Rizk	160	6	Beyrouth	40	6	City Hospital	50	6	Iklim	25
7	St Antonie	23	7	Child&Mother	19	7	Eye & Ear	30	7	Imane	52
8	St Georges	270	8	Dar El Ajaza	4	8	Ghossein	20	8	Irfane	36
9	St Joseph	100	9	Ghorayeb*	14	9	Haroun	65	9	Kamal Joum	37
			10	Haidar	12	10	Hayat	120	10	Mounzir Hajj	32
			11	Khalidy	16	11	Hayek	50	11	Mousset Iklm	65
			12	Khoury Fouad	26	12	Maarbess*	20	12	Ouyoun	40
			13	M.Khaled	25	13	Mont Liban	40	13	Sr La Croix	9
			14	Makassed	200	14	ND Lourdes	40	14	Watani	30
			15	MEH	100	15	Psycht La Croix	107			
			16	Najjar	53	16	Sacre Coeur	313			
			17	Rassoul Azam	140	17	Serhal	44			
			18	Sahel	152	18	St Charles	150			
			19	Trad	63	19	St Georges Had	50			
			20	Women's	14	20	St Jean	14			
			21	Zahra'	175	21	St Therese	130			

	Keserouan/Jbeil	714		Bekaa	1402		Liban Nord	1347		Liban Sud	1564
1	Cortbaoui	25	1	Ahli	20	1	Akkar Rahal	94	1	Ala'Eddine	70
2	Hajj-Achkout	10	2	Bahmad	30	2	Amioune	20	2	Assairane	50
3	ND Liban	160	3	Bekaa	71	3	Borgi	35	3	Bachour	50
4	ND Martime	70	4	Dar El Amal	30	4	C.H.N	60	4	D.Makkeh	35
5	ND Secours	200	5	Dar El Hayat	60	5	Chahine	30	5	Dallaa	80
6	Pasteur	70	6	Dar Hikmeh	85	6	El Hanane	30	6	Janoub-Cheaib	90
7	St Georges Aj	100	7	Doctors	50	7	El Koura	62	7	Elia	40
8	St Louis	57	8	El Assi	36	8	El Salam	40	8	Elissa Basma	62
9	St Michel	22	9	Fayssal Farhat	23	9	El Youssef	80	9	Ghandour	45
			10	Hamed Farhat	72	10	Haykal	53	10	Hammoud	300
			11	Ibn Sina	75	11	Housseini	30	11	Hamze-Mate	24
			12	Khatib	35	12	Islami	160	12	Hyram	50
			13	Khoury General	74	13	Kheir	62	13	Jabal Amel	135
			14	Libano-Franc	81	14	Mazloum	65	14	Janoub Nab	27
			15	Mais	115	15	Melki*	20	15	Jebaili	52
			16	Mortada	23	16	Mother's	15	16	Kassab	38
			17	Rahmeh	31	17	Mounla	84	17	Kharouby	56
			18	Rayan	59	18	ND Paix	50	18	Labib	78
			19	Riak	237	19	ND Zghorta	65	19	Najdeh	75
			20	Tal Chiha	135	20	Nini	115	20	Najm	80
			21	Tamnine	25	21	Rahbane	127	21	Nakib	42
			22	Tatari	35	22	Zahra'	50	22	Raii	85

TOTAL   140 Hôpitaux   9916 Lits

Tableau 6. Répartition géographique des dispensaires/ centres médico-sociaux public, mixte et privé en décembre 2002.

Région	Dispensaires publics et mixtes	Privés	Total
Jezzine	9	4	13
Marjeyoun	10	4	14 [a]
Hasbaya	3	2	5
Beint-Jbeil	6	22	28 [b]
Nabatieh	16	34	50
Saida-Zahrani	27	32	59 [c]
Tyr	25	40	65
Total	**96**	**138**	**234**

Notes et abréviations : [a]: il existe un centre médico-social à l'hôpital gouvernemental Marjeyoun. [b]: il y a 2 centres médico-sociaux annexés aux hôpitaux (hôpital gouvernemental Tebnin gouvernemental et Salah Gandour). [c]: il existe un centre de réhabilitation des personnes handicapées, qui fonctionne depuis 1996 à Dhour el Sarafand, non inclus dans ces statistiques.
Source : résultats dépouillés selon les documents du Ministère de santé publique - Service de Santé du Sud Maslahat Sahat al Janoub (Dr. A. Jaber) et Office médical de Qada à Nabatieh (Dr. A. Ajram) en décembre 2002.

Tableau 7. Traitement des déchets solides au Liban- tableau récapitulatif [82].

Dechets	Volume de déchets (tonnes/jour)	Gestion des déchets selon les régions du Liban
Ménagers	3200	**A Grand Beyrouth :** Collecte des déchets 100%, traitement et triage dans les usines de Amrousieh et de la Quarantaine, compostage dans l'usine située près du fleuve de Beyrouth, recyclage. Traitement des ordures inorganiques et non recyclables dans la Décharge de Naameh. Décharge des objets volumineux traités dans la Décharge de Bsalin à metn. **Déchets du reste du Liban :** Collecte des déchets à 57% en moyenne dans les autres régions [d]. Incinération à l'air libre ou décharge arbitraire dans la nature. Dépotoirs en cours d'aménagement et l'étude par le Ministère de l'environnement.
Industriels [a]	1300	Idem aux déchets domestiques : Renvoi à la décharge publique Incinération à l'air libre Recyclage si possibilité.
De commerce	1000	Idem déchets ménagers ou industriels
Abattoirs	150	Jeté à la nature dans les cours des fleuves ou à proximité des abattoirs. Rarement mélangés à la chaux.
Huiles Usées	100	Jeté à la nature dans le réseau d'eau usée, décharges publiques. Brûlés à l'air libre (parfois).
Hospitaliers	64 [b]	Eliminés par le biais des municipalités (34%) Dans les décharges publiques (1%) Incinération sur le site même (19%) Par une société spécialisée (10%) Incinération à l'air libre (26%) Destination ignorée complètement (10%)
Pneus de véhicules	40	Jeté à la nature Brûlés à l'air libre
De construction		Utilisés dans: le secteur de construction le secteur de la voirie le secteur de l'environnement le remblaiement de la mer jetés à la nature
Total	5854 [c]	

Notes et abréviations : [a] : 4% seulement des déchets industriels peuvent être considérés comme dangereux et nécessitent un traitement spécial. [b] : 80% de ce volume peuvent être assimilés à des ordures ménagers, 20% sont considérés comme dangereux et nécessitent un traitement spécial. [c] : ajouter aussi 11500 tonnes/jour de déchets de construction et d'autres quantités mal définies. [d] : Le collecte des déchets concerne 18% de la population au Liban sud. Le faible pourcentage du Liban sud est du essentiellement à l'état de guerre que subit cette région, depuis plusieurs années gelant ainsi toutes les opérations et tous les projets à grande envergure déjà programmés pour équilibrer la situation.

Tableau 8 . Principales caractéristiques des chefs des ménages (n= 347) selon l'habitat.

	Total n (%)	Urbain n (%)	Rural n (%)	Signification (p)
Effectif	347 (100)	112	235	
Age en années (m±DS)	52.3 ±14.4	52.1±13.9	52.4±14.7	0.85
Extrêmes	25-90			
Genre				0.85
Homme	287 (82.7)	92 (82.1)	195 (83.3)	
Femme	60 (17.3)	20 (17.9)	40 (17.3)	
Culture religieuse				0.07
Musulmane	292 (84.1)	100 (89.3)	192 (81.7)	
Chrétienne	55 (15.9)	12 (10.7)	43 (18.3)	
Situation de famille				0.48
Seule	55 (15.85)	20 (17.9)	35 (15.9)	
Pas seule	292 (84.15)	92 (82.1)	200 (84.1)	
Sécurité sociale				0.93
Non	184 (53.03)	59 (52.7)	125 (53.2)	
Oui	163 (46.97)	53 (47.3)	110 (46.8)	
Déménagement				0.53
Non	165 (47.6)	56 (50)	109 (46.4)	
Oui	182 (52.4)	56 (50)	126 (53.6)	
Consanguinité				**0.001**
Non	239 (68.88)	92 (82.1)	147 (62.6)	
Oui	104 (29.97)	20 (17.9)	84 (35.7)	
Sans objet	4 (1.15)	0 (0.0)	4 (1.7)	
Degré de consanguinité parmi les consanguins				**0.039**
1er degré	56 (53.8)	15 (75.0)	41 (48.8)	
2ème degré	20 (19.2)	4 (20.0)	16 (19.0)	
autres	28 (26.9)	1 (5.0)	27 (32.1)	

Tableau 9. Situation de famille de chef de ménages féminins selon l'habitat (n=60).

Situation de famille de chef de ménages féminins (n=60).	Total (%)	URBAIN (%)	Rural (%)	Signification (p)
Seule	52 (86.7)[a]	19 (95.0)	33 (82.5)	0.18
Pas seule	8 (13.3)	1 (5.0)	7 (17.5)	
Total	60 (100.0)	20 (100.0)	40 (100.0)	

Notes : [a] : les veuves (60%), divorcées (16.7%) et les célibataires (10%).

Tableau 10. **Variables sociodémographiques et environnementales selon l'habitat et le genre de l'ensemble de la population des ménages de l'étude (n=1632).**

Les variables	Total n (%)	Milieu		p	Genre		p
		Urban n (%)	Rural n (%)		Homme n (%)	Femme n (%)	
n (%)	1632	531 (32.6)	1101 (67.4)		797 (48.8)	835 (51.2)	
Department				<0.0001			0.85
Nabatieh	700 (42.9)	116 (21.8)	584 (53.0)		340 (42.7)	360 (43.1)	
Liban Sud	933 (57.1)	415 (78.2)	517 (47.0)		457 (57.3)	475 (56.9)	
Nationalité				<0.0001			0.21
Libanaise	1576 (96.6)	478 (90.0)	1098 (99.7)		765 (96.0)	811 (97.1)	
Etrangère	56 (3.4)	53 (10.0)	3 (0.3)		32 (4.0)	24 (2.9)	
Culture religieuse				0.012			0.58
Musulmane	1403 (86.0)	473 (89.1)	930 (84.5)		689 (86.4)	714 (85.5)	
Chrétienne	229 (14.0)	58 (10.9)	171 (15.5)		108 (13.6)	121 (14.5)	
Age (années) :				0.15			0.16
0-14	455 (27.9)	149 (28.1)	306 (27.9)		238 (29.9)	217 (26.0)	
15-64	1055 (64.6)	352 (66.3)	703 (63.9)		497 (62.4)	558 (66.8)	
65+	122 (7.47)	30 (5.6)	92 (8.4)		62 (7.8)	60 (7.2)	
Situation famille				0.62			<0.0001
Célibataire	942 (57.7)	306 (57.6)	636 (57.8)		488 (61.2)	454 (54.4)	
Marié, fiancé	621 (38.1)	197 (37.1)	424 (38.5)		306 (38.4)	315 (37.7)	
Divorcé, séparé, veuf	69 (4.2)	28 (5.3)	41 (3.7)		3 (0.4)	66 (7.9)	
Niveau éducation				<0.0001			<0.0001
Illettré	168 (10.13)	33 (6.2)	135 (12.3)		51 (6.4)	117 (14.0)	
Ecrit et lit / primaire	676 (41.4)	215 (40.5)	461 (41.9)		365 (45.8)	311 (37.2)	
Collège / secondaire	559 (34.3)	189 (35.6)	37 (33.6)		257 (32.2)	302 (36.2)	
Universitaire / supérieur	121 (7.4)	56 (10.5)	65 (5.9)		68 (8.5)	53 (6.3)	
Sans objet	108 (6.6)	38 (7.2)	70 (6.4)		56 (7.0)	52 (6.2)	
Profession				0.46			<0.0001
Actifs	584 (35.8)	180 (33.9)	404 (36.7)		406 (50.9)	178 (21.3)	
Scolarisés	567 (34.7)	197 (37.1)	370 (33.6)		287 (36.0)	280 (33.5)	
Femmes au foyer	330 (20.2)	110 (20.7)	220 (20.0)		0 (0.0)	330 (39.5)	
Autres inactifs (chômeurs, retraités, rentiers, âgées).	77 (4.7)	20 (3.8)	57 (5.2)		68 (8.5)	9 (1.1)	
Sans objet (age < 14 ans)	74 (4.5)	24 (4.5)	50 (4.5)		36 4.5)	38 (4.6)	
Sécurité sociale				0.99			0.61
Non	**913 (55.9)**	297 (55.9)	297 (55.9)		451 (56.6)	462 (55.3)	
Oui :	**719 (44.1)**	234 (44.1)	234 (44.1)		346 (45.8)	373 (44.7)	
CNSS	329 (20.2)	114 (21.5)	215 (19.5)		152 (19.0)	177 (21.2)	
COOP/ Armée et FSI[a]	287 (17.6)	67 (12.6)	220 (20.0)		146 (15.4)	141 (16.8)	
Autres, privé	74 (4.6)	42 (7.9)	32 (2.9)		37 (4.7)	37 (4.7)	
Mutuelle	29 (1.8)	11 (2.1)	18 (1.6)		11 (1.4)	18 (2.2)	
Déplacement				0.026			0.17
Non	1060 (65.0)	365 (68.7)	695 (63.1)		530 (66.5)	530 (63.5)	
Oui	572 (35.0)	166 (31.3)	406 (36.9)		267 (33.5)	305 (36.5)	
Handicapé				0.50			0.028
Non	1566 (96.0)	507 (95.5)	1059 (96.2)		756 (94.9)	819 (97.0)	
Oui	66 (4.0)	24 (4.5)	42 (3.8)		41 (5.1)	25 (3.0)	

Abréviations et Notes : n = taille de l'échantillon, CNSS : Caisse Nationale de Sécurité Sociale, COOP : coopérative de fonctionnaires, FSI : Forces de Sécurité Intérieures, [a] : COOP=135 (8.3%) et armée et FSI = 152 (9.3%) ; il y a 16 personnes (1.1%) ayant une couverture complémentaire de maladie.

Tableau 11. Classement des moyennes des scores des items (DS) des versions Arabe et Américaine de SF-36 en fonction du niveau de difficulté des activités.

SF-36 items[a] clustered in the hypothesized order	Moyenne (écart type)	
	Liban (n=524)	Etats-Unis (n=3445) [33]
PF - Physical Functioning		
PF01(3a) Vigorous activities	2.08 (0.86)	1.82 (0.79)
PF04 (3d) Climbing several flights of stairs.	2.36 (0.77)	2.25 (0.77)
PF06 (3f) Bending, kneeling, or stooping.	2.58 (0.69)	2.44 (0.70)
PF07 (3g) Walking more than 1000 meters.	2.44 (0.80)	2.28 (0.81)
PF02 (3b) Moderate activities	2.69 (0.63)	2.48 (0.71)
PF03 (3c) Lifting or carrying groceries.	2.78 (0.53)	2.56 (0.66)
PF08 (3h) Walking less than 1000 meters.	2.68 (0.65)	2.52 (0.74)
PF05 (3e) Climbing one flight of stairs.	2.83 (0.45)	2.66 (0.60)
PF09 (3i) Walking less than one hundred meters.	2.90 (0.36)	2.76 (0.55)
PF10 (3j) Bathing or dressing.	2.93 (0.31)	2.88 (0.39)
Role physical		
RP1 (4a) Cut down the amount of time spent on work	1.65 (0.48)	1.62 (0.49)
RP2 (4b) Accomplished less than would like.	1.63 (0.48)	1.46 (0.50)
RP3 (4c) Limited in the kind of work or other activities.	1.63 (0.482)	1.63 (0.48)
RP4 (4d) Difficulty performing the work	1.62 (0.485)	1.57 (0.50)
Bodily pain		
BP1 (7) Intensity of bodily pain.	4.43 (1.71)	4.31 (1.30)
BP2 (8) Extent pain interfered with normal work.	4.46 (1.52)	4.38 (1.40)
General health		
GH1 (1) Is your health: excellent poor.	3.28 (1.22)	3.15 (0.92)
GH3 (11b) I am as healthy as anybody I know.	4.08 (1.32)	3.12 (1.24)
GH5 (11d) My health is excellent.	3.87 (1.35)	3.03 (1.26)
GH2 (11a) I seem to get sick a little easier.	4.02 (1.43)	4.01 (1.14)
GH4 (11c) I expect my health to get worse.	3.02 (1.37)	3.43 (1.14)
Vitality		
VT1 (9a) Feel full of pep	3.57 (1.60)	3.11 (1.43)
VT2 (9e) Have a lot of energy	4.17 (1.53)	3.43 (1.35)
VT3 (9g) Feel worn out	4.34 (1.44)	4.16 (1.25)
VT4 (9i) Feel tired .	4.09 (1.49)	3.99 (1.22)
Social functioning		
SF2 (10) Frequency health problems interfered	3.63 (1.37)	4.27 (1.03)
SF1 (6) Extent health problems interfered.	3.88 (1.34)	4.18 (1.05)
Role emotional		
RE1 (5a) Cut down the amount of time spent on work	1.52 (0.50)	1.73(0.45)
RE2 (5b) Accomplished less than would like.	1.50 (0.50)	1.60 (0.49)
RE3 (5c) Didn't do work or other activities as carefully	1.57 (0.50)	1.74 (0.44)
Mental health		
MH3 (9d) Felt calm and peaceful	4.36 (1.51)	3.96 (1.39)
MH5 (9h) Been a happy person.	3.46 (1.61)	4.14 (1.30)
MH1 (9b) Been a very nervous person	4.03 (1.63)	4.67 (1.31)
MH2 (9c) Felt so down in the dumps	4.51 (1.63)	5.34 (1.05)
MH4 (9f) Felt downhearted and blue	4.36 (1.51)	4.77 (1.20)
Health transition		
Rating of health now compared to one year ago.	3.01 (0.99)	3.37 (0.92)

[a]: Item numbers correspond to Standard form in SF-36 (in Appendix 2).

Tableau 12 : Situation financière perçue et LCI-M.

Situation financière perçue	Total	LCI-M (p<0.0001)		
		Bas	Moyen	Elevé
Mauvaise, très mauvaise	139 (26.5)	47 (42.0)	69 (33.8)	23 (11.4)
% du total	26.5%	9.0%	13.2%	4.4%
Moyenne	286 (54.6)	53 (47.3)	108 (52.9)	125 (60.1)
% du total	54.6%	10.1%	20.6%	23.9%
Bonne, très bonne	99 (18.9)	12 (10.7)	27 (13.2)	60 (28.8°
% du total	18.9%	2.3%	5.2%	11.5%
Total	524 (100)	112 (100)	204 (100)	208 (100)
% du total	100%	21.4%	38.9%	39.7%

Tableau 13. Relation entre LCI-M et événement grave et qualité de vie (index global) (n=524).

	Total	LCI-M		
		Bas	Moyen	Elevé
Evénement grave				
Non	267 (51.0)	44 (39.3)	103 (50.5)	120 (57.7)
Oui	257 (49.0)	68 (60.7)	101 (49.5)	88 (42.3)
qualité de vie (index global)				
très mauvaise, mauvaise	73 (13.9)	27 (24.1)	35 (17.2)	11 (5.3)
Moyenne	205 (39.1)	51 (45.5)	79 (38.7)	75 (36.1)
Bonne, très bonne	246 (46.9)	34 (30.4)	90 (44.1)	122 (58.7)
Total	524 (100)	112 (100)	204 (100)	208 (100)

Notes : la signification (p) entre LCI-M et l'événement grave est égale à 0.007 et avec la qualité de vie (index global), elle est < à 0.0001.

ANNEXE II

Questionnaire du recueil des données

FICHE DE RECUEIL : MENAGE

Numéro de l'enquêteur   **I__I__I**
Nous vous remercions par avance du soin que vous apporterez à remplir ce
questionnaire. Tous les renseignements figurant dans ce dossier, sont strictement
confidentiels et soumis aux règles du secret professionnel.

CODE

Numéro du questionnaire ménage :   **I__I__I__I**

Votre lieu de résidence _____   Quartier _____   **I__I__I__I__I**

Distance en Km au centre du district (kada)   **I__I__I**

Milieu :   urbain (1)   rur al (2)   **I__I**

Date de remplissage du questionnaire (jour, mois, année)   **I__I__I I__I__I I__I__I**

Votre nom   (initiales) : I_____I

Prénom :I_____I

Type du ménage :   □ seul (1)   □ famille (2)   □ famille + parent (3)

     □famille + membre de la famille (4) □ autre (précisez) (5) :_____   **I__I**

Quel est le nombre de personnes résidant au foyer ? _____   **I__I__I**

Y- a (avait) - t - il un lien de parenté entre le chef de famille et son époux(se) ?

                         □ oui (1)   □non (0)   **I__I**

     Si **OUI**, précisez : _____ □ 1er degré (1) □ 2ème degré (2) □ autres (3) **I__I**

Où habitez-vous ?

     □ maison particulière (1) □ immeuble (2)   □autre (3), précisez :_____   **I__I**

Quel est le type de propriété de l'habitat :

     □ propriété privée (1) □ louée (2) □ propriété familiale (3) □ autres (4) :___   **I__I**

Quel est le nombre de pièces ? :_____   **I__I__I**

Quelle est la surface de l'habitat (m²) ? :_____   **I__I__I__I__I**

     Combien avez- vous de voitures ? :_____   **I__I**

No ident	Noms et prénoms	Lien de parenté avec le chef de famille 1) chef 2) épouse (x) 3) fils(lle) 4) neveu(ce) 5) père(mère) 6) frère(sœur) 7) grand père(mère) 8) autres 9) sans lien	Sexe 1) Masculin 2) Féminin	Date de naissance	Situation de famille 1) célibataire 2) marié(e) 3) veuf(ve) 4) séparé(e), divorcé(e) 5) fiancé(e)	Niveau d'éducation 1) illettré 2) écrit et lit 3) primaire 4) collège 5) secondaire 6) universitaire 7) supérieures 9) sans objet (enfants < à l'âge scolaire, ...)	Nombre de mariage	Culture religieuse 1) musulmane 2) chrétienne 3) autres : préciser	Nationalité 1) libanais 2) étranger
1									
2									
3									
4									
5									
6									
7									
8									
9									
10									
11									
12/13									

Profession ou activité / Sans objet : si enfants < âge scolaire ou ayant l'âge : 6 ans –14 ans, ne fréquentant pas l'école.	Secteur d'activité	Revenu mensuel Milles livres libanaises	Déménagement 1) oui 0) non	Si déménagement: Lieu de la résidence précédente 1)au Liban : préciser le code du ville ou village 2)à l'étranger 99) sans objet : si réside depuis la naissance.	Durée dans la résidence précédente (années)	Durée dans la résidence actuelle (années)	Cause du déménagement 1) mariage 2) travail 3) études 4) guerre 5) santé 6) autre 99) sans objet: réside depuis la naissance	Affiliation à la sécurité social : 1) oui 0) non	Si affilié à la sécurité sociale, quel régime ? : 1) CNSS 2) COOP 4) Armé ou FSI 8) Assurance privé 16) Mutuelle 32) autres (précisez). * additionner si plusieurs.
1									
2									
3									
4									
5									
6									
7									
8									
9									
10									
11									
12/13									

Avez –vous un ou plusieurs membre (s) de votre famille handicapé (s)?

□ oui (1)   □ non (0)   **I__I**

si **OUI**, précisez : (voir tableau)

No ident.	No handic	Type de l'handicap 1) paraplégique 2) hémiplégique 3) amputé de (des) membre(s) sup. 4) amputé de (s) membre(s) inf. 5) mental 6) autres difformités des extrémités 7) polyhandicapés 8) aveugle 9) sourd_muet 10) autre : préciser	Cause de l'handicap 1) à la naissance 2) guerre 3) maladie 4) accident 5) autre (précisez)	Age de survenue de l'handicap en années (Si à la naissance, on met 00)

Numéro de l'enquêteur   I__I__I
Nous vous remercions par avance du soin que vous apporterez à remplir ce questionnaire. Tous les renseignements figurant dans ce dossier, sont strictement confidentiels et soumis aux règles du secret professionnel.

CODE

Numéro du questionnaire   I__I

Numéro du questionnaire ménage   I__I__I__I

Date de remplissage du questionnaire (jour, mois, année)   I__I__I I__I__I I__I__I

Votre nom (initiales) I_____I   Prénom I_____I

Date de naissance (jour, mois, année)_ _____ I__I__I I__I__I I__I__I

Sexe :   □ masculin (1)   □ féminin (2)   I__I

Culture religieuse   □musulmane (1) □ chrétienne (2)   □autre (3)____   I__I

RESIDENCE :

Vous résidez ici depuis la naissance : □oui (1)   □non (0)   I__I

   Si **NON**, quelle est la durée de la dernière résidence (en année) :_____ I__I__I.I__I

        Quel est le lieu de la résidence précédente :

            □ Liban (1)   □étranger (2)   I__I

        Si au Liban, préciser le lieu (ville ou village) :_____   I__I__I

        Quel est la cause du déménagement :   □ mariage (1)   □ travail (2)

            □ études (3)   □guerre (4)   □santé (5)   □ autres (6) I__I

SITUATION FAMILIALE

Etes - vous :   □ célibataire (1)   □ marié(e) (2)   □ veuf (ve) (3)

            □ séparé(e) ou divorcé(e) (4)   □ fiancé(e) (5)   I__I

Si vous êtes marié(e) ou divorcé(e) , séparé(e) ou veuf (ve) :

        Combien avez-vous d'enfants nés vivants ?_____   I__I__I

        Combien avez-vous d'enfants à charge ?_____   I__I__I

ELEMENTS SOCIO-PROFESSIONNELS ET ECONOMIQUES

Quel est votre niveau d'études ?:
  □ illettré(e) (1)   □ écrit et lit(2) □ primaire (3) □ collège (4)
  □ secondaire (B.T) (5) □ universitaire (T.S) (6)   □ supérieures (7)   I__I

  Quelle est votre situation professionnelle actuelle ? _____   I__I__I

Si vous travaillez, êtes-vous globalement satisfait de votre travail ?
  □ Oui totalement (1) □ oui moyennement (2)   □non pas du tout (3) I__I

Si vous travaillez, précisez le moyen du transport utilisé :
□marche à pied (1)   □voiture privée (2)   □transport en commun(3)
□autre(4) (précisez) :_____   I__I

Quels sont vos revenus par mois (en milles livres libanaises) ?____   I__I__I__I__I

Comment évaluez-vous votre situation financière ?
  □ très mauvaise (1) □ mauvaise (2) □ moyenne(3) □ bonne(4) □ très bonne(5) I__I

Etes-vous affiliez à la sécurité sociale ?   □oui (1)   □ non (0)   I__I

Si **OUI**, à quel régime :   □CNSS (1)   □ COOP(2). □ Armée ou FSI (4)
□ Assurance privée (8)   □ Mutuelle(16) □ Autres(32) (précisez) :_____
Additionner si plusieurs :_____   I__I__I

HABITUDES DE VIE :

Pratiquez-vous une activité physique ?

  Trajet : □ oui (1)   □ non (0)   I__I   régulièrement :   □ oui (1)   □ non (0) I__I

Travail : □ oui (1)   □ non (0)   I__I   régulièrement :   □ oui (1)   □ non (0) I__I
Loisirs : □ oui (1)   □ non (0)   I__I   régulièrement :   □ oui (1)   □ non (0) I__I
Si OUI, l'estimez-vous équivalente à plus d'une heure de marche par jour ?
□ **ou i (1)**   □ **non (0)**   I__I

Etes- vous fumeur actuellement ?   □oui (1)   □ non (0)   I__I

Si **OUI**, fumez-vous ? :□Cigarettes? (1) □ Narghilé (2) □ Associa tion des 2 (3)**I__I**

Si Cigarettes, combien de cigarettes fumez-vous par jour ? :_____   **I__I__I**
Depuis combien d'années fumez-vous ?_____   **I__I__I.I__I**

Si Narghilé, combien de fois par semaine ? _____   **I__I__I**
Si **NON**, avez-vous fumé de façon régulière à un moment quelconque de votre vie ?

□ oui (1)   □ non (0)   **I__I**

Si **OUI**, fumiez-vous ? :   □Cigarettes? (1) □ Narghilé (2) □association des 2 (3) **I__I**

Si cigarettes, combien fumiez-vous de cigarettes par jour ?   **I__I__I**

Pendant combien d'années avez-vous fumé ? _____   **I__I__I**

Depuis combien d'années avez-vous cessé de fumer ? _____   **I__I__I**

Pourquoi avez-vous arrêté de fumer ? _____   **I__I__I**

Si Narghilé, combien de fois par semaine ?   _____   **I__I__I**

Buvez-vous des boissons alcoolisées ?   □ oui (1)   □ non (0)   **I__I**

Si OUI, nombre de verres par semaine : _____   **I__I__I**

Nature de l'alcool :   □ vin(1) □ bière(2) □ arak(4)   □ whisky(8)

□ autre (16) (précisez) :_____   additionner si plusieurs : __ **I__I__I**

ALIMENTATION :

Etes-vous actuellement au régime ?   □ oui (1)   □ non (0)   **I__I**

Combien de repas principaux prenez-vous habituellement par jour ?   **I__I**

En dehors des repas principaux, que consommez vous habituellement ?

Desserts sucrés   □ oui (1)   □ non (0)   **I__I**

Confiseries   □ oui (1)   □ non (0)   **I__I**
Fruits   □ oui (1)   □ non (0)   **I__I**
Fritures   □ oui (1)   □ non (0)   **I__I**
Jus ou boissons sucrés   □ oui (1)   □ non (0)   **I__I**
Boissons gazeuses   □ oui (1)   □ non (0)   **I__I**
Autres (précisez):_____   **I__I**

Combien buvez-vous d'eau par jour ? (en litres)   **I__I__I.I__I**

QUALITE DE VIE :

Avez-vous vécu des événements heureux, lors des 12 derniers mois (naissance d'un
enfant, mariage, réussite, etc...) ?   □ oui (1)   □ non (0)   **I__I**
   Si **OUI**, lesquels?_____   **I__I**

Des événements graves vous ont – t - ils affecté, lors des 12 derniers mois

(divorce, décès d'un proche, perte d'emploi, etc....) ?   □ oui (1) □ non (0)   **I__I**
   Si **OUI**, lesquels? (voir liste)_____   **I__I**

S'il y a eu décès d'un membre de la famille (durant les 24 derniers mois) , précisez :

No	Lien de parenté avec l'enquêté: 1) époux (se) 2) fils (lle) 3) neveu(ce) 4) père(mère) 5) frère(sœur) 6) grand père(mère) 7) autres 8) sans lien	Age au décès	Date de décès	Délai en mois	Causes de décès
1					....
2					....
3					....

ETAT DE SANTÉ ACTUELLE :

Avez-vous passé un bilan de santé au cours des douze dernières mois ?
                                   □ oui (1)   □ non (0)   **I__I**
si **OUI**, où ? □hôpital privé (1)   □ hôpital public(2)   □ dispensaire (4)
               □ centre privé (8)   □ autre (16) (précisez):_____
               additionnez si plusieurs : _____   **I__I__I**

Quel est votre groupe sanguin ? □A(1) □B(2) □ AB(3) □ O(4) □ je ne sais pas(5) **I__I**

Quel est votre rhésus ?□ Rhésus positif(1) □ Rhésus négatif(2)   □ je ne sais pas(3) **I__I**

Quel est votre taille (cm)?_____   **I__I__I__I.I__I**

Quel est votre poids actuel (kg)? _____   **I__I__I__I.I__I**

Avez – vous eu une variation de poids durant les 12 derniers mois ?

                               □ oui (1)   □ non (0)   **I__I**
        si **OUI**,   □ augmentation (1) □ diminution (2)   □ les deux (3) **I__I**
        Combien de kilos :_____   **I__I__I.I__I**

Pourquoi ?_____

Etes-vous enceinte ? (pour les femmes seulement)	□ oui (1) □ non (0)	I__I
Avez-vous actuellement un problème de santé ?	□ oui (1) □ non (0)	I__I

Si **OUI**, précisez : _____

_____

Etes-vous suivi pour une ou plusieurs affections ?   □ oui (1) □ non (0)   I__I

Si OUI, **laquelle ou lesquelles ? :**_____

_____

DIABETE ETGOITRE:

Etes-vous diabétique ?   □ oui (1) □ non (0)   I__I

Avez-vous une ou plusieurs complications du diabète ? □ oui (1) □ non (0)   I__I

Si **OUI**, laquelle (lesquelles) : _____

_____

Avez-vous été traité pour une affection de la glande

Thyroïde (goitre en particulier)   □ oui (1) □ non (0)   I__I

AFFECTION DERMATOLOGIQUE :

Avez-vous de l'eczéma au niveau de la peau ?   □ oui (1) □ non (0)   I__I
Si autres maladies de la peau, précisez :_____

MALADIES RESPIRATOIRES :

Etes-vous asthmatique ?	□ oui (1) □ non (0)	I__I
Avez-vous craché du sang en toussant ?	□ oui (1) □ non (0)	I__I
Etes – vous soigné pour une tuberculose ?	□ oui (1) □ non (0)	I__I
Avez-vous une autre affection respiratoire ?	□ oui (1) □ non (0)	I__I

Si **OUI**, laquelle ou lesquelles ?_____

_____

MALADIES DIGESTIVES :

Avez-vous des douleurs, ou des brûlures d'estomac ? □ oui (1)   □ non (0)   I__I

Avez-vous une hernie diaphragmatique ou hiatale ?   □ oui (1)   □ non (0)   I__I

158

Vous savez-vous porteur de calculs de la vésicule ?   □ oui (1)   □ non (0)   I__I

Vos selles se sont-elles modifiées récemment ?

    constipation _____   □ oui (1)   □ non (0)   I__I

    diarrhée _____   □ oui (1)   □ non (0)   I__I

Saignez-vous par l'anus ?   □ oui (1)   □ non (0)   I__I

Avez-vous d'hémorroïdes ?   □ oui (1)   □ non (0)   I__I

Avez-vous été soigné pour un ulcère

d'estomac ou du duodénum ?   □ oui (1)   □ non (0)   I__I

MALADIES RENALES ET URINAIRES :

Vous savez-vous porteur de calculs urinaires ?   □ oui (1)   □ non (0)   I__I

Urinez-vous du sang ?   □ oui (1)   □ non (0)   I__I

Avez-vous une gêne (ou brûlures) pour uriner ?   □ oui (1)   □ non (0)   I__I

Vous levez-vous la nuit plusieurs fois pour uriner ? □ oui (1)   □ non (0)   I__I

Perdez-vous parfois vos urines lorsque vous toussez ?

 (ou incontinence urinaire) (pour les femmes seulement) □ oui (1) □ non (0)   I__I

Avez-vous une prostatite ? (pour les hommes seulement)□ oui (1) □ non (0)   I__I

Etes-vous atteint d'une IRC, traité par une modalité

de remplacement de la fonction rénale ?   □ oui (1) □ non (0)   I__I

MALADIES OSTEO-ARTICULAIRES :

Avez-vous des douleurs rhumatismales ?   □ oui (1) □ non (0)   I__I

Avez-vous des douleurs lombaires ?   □ oui (1) □ non (0)   I__I

Avez-vous été soigné pour une ostéoporose ?   □ oui (1) □ non (0)   I__I

TROUBLES ET HANDICAPS :

Avez-vous des troubles :

    De l'audition ?   □ oui (1) □ non (0)   I__I

    De la parole ?   □ oui (1) □ non (0)   I__I

    De la vision ?   □ oui (1) □ non (0)   I__I

Si **OUI**, de quel type : □ myope(1) □ presbyte (2) □ astigmate (4) □autre (8) :___**I__I**

Etes-vous handicapé physique ?   □ oui (1)   □ non (0)   **I__I**

MALADIES INFECTIEUSES :

Avez-vous eu :

Une hépatite virale (□A, □B,   □C) □ oui (1)   □ non (0)   **I__I**

Une fièvre typhoïde   □ oui (1)   □ non (0)   **I__I**

Une malaria   □ oui (1)   □ non (0)   **I__I**

Autres (précisez) :_____

_____

MALADIES CARDIO-VASCULAIRES :

Avez-vous été soigné :

Pour un infarctus du myocarde   □ oui (1)   □ non (0)   **I__I**

Pour une angine de poitrine, maladie coronaire? □ oui (1)   □ non (0)   **I__I**

Pour une maladie valvulaire ?   □ oui (1)   □ non (0)   **I__I**

Pour des troubles de rythme ?   □ oui (1)   □ non (0)   **I__I**

Pour une maladies des artères des membres inférieurs ? □ oui (1)□ non (0)   **I__I**

Avez-vous des varices des membres inférieurs ?   □ oui (1)   □ non (0)   **I__I**

Avez-vous une hypertension artérielle ?   □ oui (1)   □ non (0)   **I__I**

Avez-vous une augmentation du taux du cholestérol ? □ oui (1)   □ non (0)   **I__I**

MALADIES DU SYSTEME NERVEUX :

Avez-vous eu des crises d'épilepsie ou des convulsions ?□ oui (1)□ non (0)   **I__I**

Avez-vous été soigné pour une dépression ou maladie nerveuse?

□oui (1)   □non (0)   **I__I**

Avez-vous des maux de tête ?   □oui (1)   □ non (0)   **I__I**

Avez-vous des migraines ?   □ oui (1) □ non (0)   **I__I**

Avez-vous des insomnies ?   □ oui (1)   □ non (0)   I__I

MEDICAMENTS :

Prenez – vous des médicaments ?   □ oui (1)   □ non (0)   I__I
    Si **OUI**, pourquoi ?_____
Prenez-vous des médicaments contre la douleur ?
    □ Tous les jours (1) □ quelques jours par semaine(2) □ rarement (3) □ jamais(4)**I__I**

Prenez-vous des médicaments contre l'insomnie ?

    □Tous les jours (1) □ quelques jours par semaine(2) □ rarement (3) □ jamais(4)**I__I**

Avez-vous subi des interventions chirurgicales ?   □ oui (1)   □ non (0)   I__I
        Si **OUI**, laquelle (ou lesquelles) _____   I__I
        Depuis quand (mois)?_____   I__I__I__I

    Etes –vous, soigné pour un cancer ?   □oui (1)   □ non (0)   I__I
        Si **OUI**, lequel _____   I__I
        Depuis quand (en mois) :_____   I__I__I__I

Comment évaluez-vous votre qualité de vie ?

        □ très mauvaise (1) □ mauvaise (2)   □ moyenne(3) □ bonne(4) □ très bonne(5)   I__I
En répondant de cette façon, à quoi avez-vous pensé ?_____

Quels sont les domaines que vous jugez les plus importants dans votre vie ? _____

_____

DONNEES CONCERNANT LE REMPLISSAGE DU QUESTIONNAIRE :
Questionnaire famille   Rempli   date : ----------------------
                          Refus   cause :----------------------

Questionnaire individu :

No individu	Nom	Rempli	Date	Refus	Nombre de visites /dates

Rendez-vous :

Combien de temps avez-vous mis pour remplir le questionnaire (SF-36) : _____

Avez-vous demandé des explications complementaires pour remplir l'un ou l'autre des questions ? si oui laquelle (ou lesquelles) ? _____

Certaines questions ont-elles semblé confuses, mal dites, ou difficile à répondre ? Si oui indiquez laquelle (ou lesquelles) ? _____

Avez-vous trouvé certaines questions dérangeantes, indiscrètes ou irritables ? Si oui indiquez laquelle (ou lesquelles) ? _____

 Les items non remplis : _____

Acceptez-vous de remplir une 2ème fois le questionnaire (SF-36) : ☐ oui (1)   ☐non (0)

Merci de nous faire part de vos remarques concernant ces questions.

ANNEXE III

Questionnaire SF-36
Versions en : anglais, arabe et français

THE MOS 36-ITEM SHORT-FORM HEALTH SURVEY (SF-36)

INSTRUCTIONS: This survey asks for your views about your health. This information will help keep track of how you feel and how well you are able to do your usual activities.

Answer every question by marking the answer as indicated. If you are unsure about how to answer a question, please give the best answer you can.

1. In general, would you say your health is:

(Circle one)

Excellent	1
Very good	2
Good	3
Fair	4
Poor	5

2. <u>Compared to one year ago</u>, how would you rate your health in general now?

(Circle one)

Much better now than a year ago	1
Somewhat better now than a year ago	2
About the same as one year ago	3
Somewhat worse now than one year ago	4
Much worse now than one year ago	5

STANDARD SF-36, BOOKLET FORM – PAGE TWO OF FIVE

3. The following items are about activities you might do during a typical day. Does your health now limit you in these activities? If so, how much?

(Circle one number in each line)

ACTIVITIES	Yes, Limited A lot	Yes, Limited A Little	No, Not Limited At All
a. **Vigorous activities,** such as running, lifting heavy objects, participating in strenuous sports.	1	2	3
b. **Moderate activities,** such as moving a table, pushing a vacuum cleaner, bowling, or playing golf	1	2	3
c. Lifting or carrying groceries	1	2	3
d. Climbing **several** flights of stairs.	1	2	3
e. Climbing **one** flight of stairs.	1	2	3
f. Bending, kneeling or stooping.	1	2	3
g. Walking **more than one mile.**	1	2	3
h. Walking **several blocks.**	1	2	3
i. Walking **one block**	1	2	3
j. Bathing or dressing yourself.	1	2	3

4. During the past 4 weeks, have you had any of the following problems with your work or other regular daily activities as a result of your physical health?

(Circle one number in each line)

	YES	NO
a. Cut down the **amount of time** you spent on work or other activities?	1	2
b. **Accomplished less than** you would like?	1	2
c. Were limited in the **kind** of work or other activities	1	2
d. Had **difficulty** performing the work or other activities (for example, it took extra time)	1	2

STANDARD SF-36, BOOKLET FORM – PAGE TREE OF FIVE

5. During the past 4 weeks, have you had any of the following problems with your work or other regular daily activities as a result of any emotional problems (such as feeling depressed or anxious)?

(Circle one number in each line)

	YES	NO
a. Cut down the **amount of time** you spent on work or other activities?	1	2
b. **Accomplished less** than you would like	1	2
c. Didn't do work or other activities as **carefully** as usual	1	2

6. During the past 4 weeks, to what extent has your physical health or emotional problems interfered with your normal social activities with family, friends, neighbors, or groups?

(Circle one)

Not at all 1
Slightly 2
Moderately 3
Quite a bit 4
Extremely 5

7. How much bodily pain have you had during the past 4 weeks?

(Circle one)

None 1
Very mild 2
Mild 3
Moderate 4
Severe 5
Very severe 6

STANDARD SF-36, BOOKLET FORM – PAGE FOUR OF FIVE

8. During the <u>past 4 weeks,</u> how much did pain interfere with your normal work (including both work outside the home and housework)?

(Circle one)

Not at all 1
Slightly 2
Moderately 3
Quite a bit 4
Extremely 5

9. These questions are about how you feel and how things have been with you <u>during the past 4 weeks.</u> For each question, please give the one answer that comes closest to the way you have been feeling. How much of the time during <u>the past 4 weeks.</u>

(Circle one number in each line)

	All of the Time	Most of the Time	A Good Bit of the Time	Some of the Time	A Little of the Time	None of the Time
a. did you feel full of pep?	1	2	3	4	5	6
b. have you been a very nervous person?	1	2	3	4	5	6
c. have you felt so down in the dumps nothing could cheer you up?	1	2	3	4	5	6
d. have you felt calm and peaceful?	1	2	3	4	5	6
e. did you have a lot of energy?	1	2	3	4	5	6
f. have you felt downhearted and blue?	1	2	3	4	5	6
g. did you feel worn out?	1	2	3	4	5	6
h. have you been a happy person?	1	2	3	4	5	6
i. did you feel tired?	1	2	3	4	5	6

4

STANDARD SF-36, BOOKLET FORM – PAGE FIVE OF FIVE

10. During the <u>past 4 weeks</u>, how much of the time has your <u>physical health or emotional problems</u> interfered with your social activities (like visiting friends, relatives, etc.)?

	(Circle one)
All of the time	…………………………………………………………………1
Most of the time	…………………………………………………………………2
Some of the time	…………………………………………………………………3
A little of the time	…………………………………………………………………4
None of the time	…………………………………………………………………5

11. How TRUE or FALSE is <u>each</u> of the following statements for you?

(Circle one number in each line)

	Definitely True	Mostly True	Don't Know	Mostly False	Definitely False
a. I seem to get sick a little easier than other people	1	2	3	4	5
b. I am as healthy as anybody I know	1	2	3	4	5
c. I expect my health to get worse	1	2	3	4	5
d. My health is excellent	1	2	3	4	5

استبيان عن الصحّة SF-36

تعليمات: الأسئلة التالية تبحث في مدى متابعتك لوضعك الصحي. وسوف تساعد المعلومات التي تقدمها في التعرف على طبيعة شعورك والى أي مدى يمكنك متابعة نشاطاتك العادية.

اقرأ كل عبارة و قرر إن كانت تنطبق عليك تماما أو على وجه التقريب. فضع دائرة حول رقم الإجابة الــتي تنطبق عليك,1, 2, 3, ...

دوِّن كل إجابة حسب المطلوب. إذا لم تكن متأكدا من الإجابة ، رجاءً أعط أفضل جواب ممكن.

1. بشكل عام، يمكنك أن تقول أن صحتك :

(اختر جواباً واحداً)

ممتازة ------------------------------------- 1

جيدة جداً ------------------------------ 2

جيدة ----------------------------------- 3

وسـط ---------------------------------- 4

سـيئة ---------------------------------- 5

2. بالمقارنة مع السنة الماضية ، كيف تُقيِّم صحتك بشكل عام الآن؟

(اختر جواباً واحداً)

الآن، أفضل بكثير من السنة الماضية -------------------- 1

الآن، أفضل إلى حد ما، من السنة الماضية -------------- 2

الآن، تقريباً مثل السنة الماضية--------------------- 3

الآن أسوأ إلى حد ما، من السنة الماضية -------------- 4

الآن، أسوأ بكثير من السنة الماضية -------------- 5

٣. تُعتبر النشاطات التالية من النشاطات الاعتيادية التي يمكنك القيام بها يوميا. هل تشعر بان صحتك تعيقك عن القيام ببعض هذه النشاطات ؟ في حال نعم، إلى أي مدى ؟

(ضع دائرة حول الرقم المناسب من كل سطر)

لم تعقني أبداً	نعم تعيقني قليلاً	نعم تعيقني كثيراً	النشاطات
3	2	1	أ. نشاطات عنيفة كالركض، رفع أشياء ثقيلة (حقيبة مثلاً)، الرياضة التي تتطلب جهداً كبيراً.
3	2	1	ب. نشاطات متوسطة كتحريك طاولة، دفع مكنسة كهربائية، العمل في الحديقة....
3	2	1	ج. رفع أو حمل كيس الخضار أو البقالة.
3	2	1	د. صعود الدرج : عدة طوابق.
3	2	1	ه. صعود الدرج : طابق واحد.
3	2	1	و. الانحناء والركوع.
3	2	1	ز. السير لمسافة طويلة (ألف متر فما فوق).
3	2	1	ح. السير لمسافة متوسطة (أقل من ألف متر).
3	2	1	ط. السير لمسافة قصيرة (مائة متر أو أقل) .
3	2	1	ي.الاستحمام أو لبس الثياب.

٤. خلال الأسابيع الأربعة الماضية ، هل واجهتك إحدى المشاكل التالية في عملك أو نشاطاتك اليومية كنتيجة لصحتك الجسدية؟

(ضع دائرة حول الرقم المناسب من كل سطر)

كلا	نعم	المشاكل
2	1	أ. أنقصتَ من كمية الوقت الذي أ مضيتـه في العمل أو النشاطات الأخرى.
2	1	ب. أنـهيتَ أقل مما كنت تود أن تنهيـه.
2	1	ج. كنتَ مقيداً من حيث نوع العمل أو النشاطات الأخرى.
2	1	د. واجهتَ صعوبة في القيام بالعمل أو النشاطات الأخرى (بذلت جهداً إضافياً مثلاً).

5 . خلال الأسابيع الأربعة الماضية ، هل واجهتك إحدى المشاكل التالية في عملك أو نشاطاتك اليومية كنتيجة لحالتك النفسية (كالشعور بالإحباط أو القلق) ؟

(ضع دائرة حول الرقم المناسب من كل سطر)

المشاكل	نعم	كلا
أ .أنقصتَ من كمية الوقت الذي أمضيه في العمل أو النشاطات الأخرى.	1	2
ب. أنـهيتَ أقل مما كنت تود أن تنهيه.	1	2
ج. أهملتَ في إنجاز بعض الأعمال أو النشاطات الأخرى.	1	2

6. خلال الأسابيع الأربعة الماضية، إلى أي مدى أثرت حالتك الصحية والنفسية على علاقاتك الاجتماعية تجاه عائلتك، أصدقائك، جيرانك أو الجماعات الأخرى ؟

(اختر جواباً واحداً)

أبداً ـــ1

قليلاً ـــ2

باعتدال ـــ3

كثيراً ـــ4

كثيراً جداً ــ5

7. ما هو مقدار الألم الجسدي الذي عانيت منه خلال الأسابيع الأربعة الماضية؟

(اختر جواباً واحداً)

لا شيء ـــ1

قليل جداً ـــ2

قليل ـــ3

وسط ـــ4

حاد ـــ5

حاد جداً ـــ6

8. خلال الأسابيع الأربعة الماضية ،إلى أي مدى تعارضت آلامك الجسدية مع طبيعة عملك اليومي (المهني أو المنزلي)؟

(اختر جواباً واحداً)

1------------------------------------ أبداً
2------------------------------------ قليلاً
3------------------------------ بشكل معتدل
4------------------------------------ كثيراً
5------------------------------------ كثيراً جداً

9. الأسئلة التالية تدور حول طبيعة شعورك خلال الأسابيع الأربعة الأخيرة. الرجاء إعطاء الجواب الأقرب لما شعرت به . كم من الوقت خلال الأسابيع الأربعة الماضية:

(ضع دائرة حول الرقم المناسب من كل سطر)

أبداً	قليلاً من الوقت	بعض الوقت	جزءاً كبيراً من الوقت	معظم الوقت	كل الوقت	
6	5	4	3	2	1	أ. شعرتَ أنك مليء بالحيوية؟.
6	5	4	3	2	1	ب. كنتَ شخصاً عصبياً جداً. .
6	5	4	3	2	1	ج. شعرتَ بالكآبة لدرجة أن لا شيء يمكن أن يفرحك؟.
6	5	4	3	2	1	د. كنتَ هادئاً وصبوراً؟. .
6	5	4	3	2	1	هـ. كنتَ نشيطاً؟. .
6	5	4	3	2	1	و. شعرتَ أنك حزين؟.
6	5	4	3	2	1	ز . شعرتَ أنك مرهق؟.
6	5	4	3	2	1	ح. شعرتَ أنك سعيد؟.
6	5	4	3	2	1	ط . شعرتَ أنك متعب؟.

10. خلال الأسابيع الأربعة الماضية،كم من الوقت تعارضت حالتك الصحية أو النفسية مع نشاطاتك الاجتماعية (زيارة الأهل، الأصدقاء، الجيران أو الجماعات الأخرى)؟
(اختر جواباً واحداً)

كل الوقت ----------------------------------1

معظم الوقت ----------------------------------2

بعض الوقت ----------------------------------3

قليلاً من الوقت ---------------------------------4

أبداً ----------------------------------5

11. إلى أي مدى تُعتبر الجمل التالية صحيحة أو خاطئة بالنسبة إليك؟
(ضع دائرة حول الرقم المناسب من كل سطر)

	خاطئة بالتأكيد	خاطئة غالباً	لا أعلم	صحيحة غالباً	صحيحة بالتأكيد
أ. يظهر أني أمرض بسهولة أكثر من الناس الآخرين .	5	4	3	2	1
ب. أنا سليم كأي شخص أعرفه .	5	4	3	2	1
ج. أتوقع أن تسوء حالتي الصحية .	5	4	3	2	1
د. صحتي ممتازة .	5	4	3	2	1

الرجاء التأكد من الإجابة على جميع الأسئلة

شكرا لتعاونكم

Le questionnaire SF-36 version normale
(Le sigle de la question a été rajouté)

QUESTIONNAIRE D'ETAT DE SANTE SF-36

COMMENT REPONDRE : Les questions qui suivent portent sur votre santé, telle que vous la ressentez. Ces informations nous permettront de mieux savoir comment vous vous sentez dans votre vie de tous les jours. Veuillez répondre à toutes les questions en entourant le chiffre correspondant à la réponse choisie, comme il est indiqué. Si vous ne savez pas très bien comment répondre, choisissez la réponse la plus proche de votre situation.

1. (GH1) Dans l'ensemble, pensez-vous que votre santé est : *(entourez la réponse de votre choix)*

- Excellente 1
- Très bonne 2
- Bonne 3
- Médiocre..4

- Mauvaise 5

2. (Ht) Par rapport à l'année dernière à la même époque, comment trouvez-vous votre état de santé en ce moment ? *(entourez la réponse de votre choix)*
- Bien meilleur que l'an dernier 1
- Plutôt meilleur 2
- À peu près pareil 3
- Plutôt moins bon 4
- Beaucoup moins bon 5

3. Voici une liste d'activités que vous pouvez avoir à faire dans votre vie de tous les jours. Pour chacune d'entre elles indiquez si <u>vous êtes limité(e) en raison de votre état de santé actuel.</u> *(entourez la réponse de votre choix, une par ligne)*

Liste d'activités	Oui, beaucoup limité(e)	Oui, un peu limité(e)	Non, Pas du tout limité(e)
a. (PF1) **Efforts physiques importants** tels que courir, soulever un objet lourd, faire du sport	1	2	3
b. (PF2) **Efforts physiques modérés** tels que déplacer une table, passer l'aspirateur, jouer aux boules	1	2	3
c. (PF3) Soulever et porter les courses	1	2	3
d. (PF4) Monter **plusieurs étages** par l'escalier	1	2	3
e. (PF5) Monter **un étage** par l'escalier	1	2	3
f. (PF6) Se pencher en avant, se mettre à genoux, s'accroupir	1	2	3
g. (PF7) Marcher **plus d'un km** à pied	1	2	3
h. (PF8) Marcher **plusieurs centaines de mètres**	1	2	3
i. (PF9) Marcher **une centaine de mètres**	1	2	3
j. (PF10) Prendre un bain, une douche ou s'habiller	1	2	3

4. Au cours de ces <u>4 dernières semaines,</u> et en raison de votre état physique, *(entourez la réponse de votre choix, une par ligne)*

	OUI	NON
a. (RP1) Avez-vous réduit le temps passé à votre travail ou à vos activités habituelles ?	1	2
b. (RP2) Avez-vous accompli moins de choses que vous auriez souhaité ?	1	2
c. (RP3) Avez-vous dû arrêter de faire certaines choses ?	1	2
d. (RP4) Avez-vous eu des difficultés à faire votre travail ou toute autre activité ? (par exemple, cela vous a demandé un effort supplémentaire)	1	2

5. Au cours de ces <u>4 dernières semaines,</u> et en raison de votre <u>état émotionnel</u> (comme vous sentir triste, nerveux(se) ou déprimé(e)) *(entourez la réponse de votre choix, une par ligne)*

	OUI	NON
a. (RE1) Avez-vous réduit **le temps passé** à votre travail ou à vos activités habituelles ?	1	2
b. (RE2) Avez-vous **accompli moins** de choses que vous auriez souhaité ?	1	2
c. (RE3) Avez-vous eu des difficultés à faire ce que vous aviez à faire **avec autant de soin et d'attention** que d'habitude	1	2

175

6. (SF1) Au cours de ces <u>4 dernières semaines</u> dans quelle mesure votre état de santé, physique ou émotionnel, vous a-t-il gêné(e) dans votre vie sociale et vos relations avec les autres, votre famille, vos amis, vos connaissances *(entourez la réponse de votre choix)*

- Pas du tout 1
- Un petit peu 2
- Moyennement 3
- Beaucoup 4
- Enormement 5

7. (BP1) Au cours de ces <u>4 dernières semaines,</u> quelle a été l'intensité de <u>vos douleurs (physiques)</u> ? *(entourez la réponse de votre choix)*

- Nulle 1
- Très faible 2
- Faible 3
- Moyenne 4
- Grande 5
- Très grande 6

8. (BP2) Au cours de ces <u>4 dernières semaines,</u> dans quelle mesure vos douleurs physiques vous ont elles limité(e) dans votre travail ou vos activités domestiques? *(entourez la réponse de votre choix)*

- Pas du tout 1
- Un petit peu 2
- Moyennement 3
- Beaucoup 4
- Enormement 5

9. Les questions qui suivent portent sur comment vous vous êtes senti(e) <u>au cours de ces 4 dernières semaines.</u> Pour chaque question, veuillez indiquer la réponse qui vous semble la plus appropriée. <u>Au cours de ces 4 dernières semaines,</u> y a-t-il eu des moments où : *(entourez la réponse de votre choix, une par ligne)*

	En permanence	Très souvent	Souvent	Quelques fois	Rarement	Jamais
a. (VT1) vous vous êtes senti(e) dynamique?	1	2	3	4	5	6
b. (MH1) vous vous êtes senti(e) très nerveux(se)?	1	2	3	4	5	6
c. (MH2) vous vous êtes senti(e) si découragé(e) que rien ne pouvait vous remonter le moral?	1	2	3	4	5	6
d. (MH3) vous vous êtes senti(e) calme et détendu(e)?	1	2	3	4	5	6
e. (VT2) vous vous êtes senti(e) débordant(e) d'énergie?	1	2	3	4	5	6
f. (MH4) vous vous êtes senti(e) triste et abattu(e)?	1	2	3	4	5	6
g. (VT3) vous vous êtes senti(e) épuisé(e)?	1	2	3	4	5	6
h. (MH5) vous vous êtes senti(e) heureux(se)?	1	2	3	4	5	6
i. (VT4) vous vous êtes senti(e) fatigué(e)?	1	2	3	4	5	6

10. (SF2) Au cours de ces <u>4 dernières semaines</u>, y a-t-il eu des moments où <u>votre état de santé physique ou émotionnel,</u> vous a gêné(e) dans votre vie et vos relations avec les autres, votre famille, vos amis, vos connaissances ?
(entourez la réponse de votre choix)

En permanence 1
Une bonne partie du temps 2
De temps en temps 3
Rarement 4
Jamais 5

177

11. Indiquez, pour <u>chacune</u> des phrases suivantes, dans quelle mesure elles sont vraies ou fausses dans votre cas: *(entourez la réponse de votre choix, une par ligne)*

	Totalement vraie	Plutôt vraie	Je ne sais pas	Plutôt fausse	Totalement fausse
a. (GH2) Je tombe plus facilement que les autres	1	2	3	4	5
b.(GH3) Je me porte aussi bien que n'importe qui	1	2	3	4	5
c.(GH4) Je m'attends à ce que ma santé se dégrade	1	2	3	4	5
d.(GH5) Je suis en excellente santé	1	2	3	4	5

VEUILLEZ VERIFIER QUE VOUS AVEZ BIEN FOURNI UNE REPONSE POUR CHACUNE DES QUESTIONS. MERCI DE VOTRE COLLABORATION.

ANNEXE IV

Article publié

Health and Quality of Life Outcomes

BioMed Central

Research

Quality of Life in rural and urban populations in Lebanon using SF-36 Health Survey

Ibtissam Sabbah[1], Nabil Drouby[2], Sanaa Sabbah[3], Nathalie Retel-Rude[1] and Mariette Mercier*[1]

Address: [1]Department of Biostatistics, Faculty of Medicine and Pharmacy, Besançon, France, [2]Department of Nephrology, University Hospital, Saïda, Lebanon and [3]Center of Methodology and Technology of the Information, Franche Comté University, Besançon, France

Email: Ibtissam Sabbah - nsdroubi@inco.com.lb: Nabil Drouby - nsdroubi@inco.com.lb; Sanaa Sabbah - nsdroubi@inco.com.lb; Nathalie Retel-Rude - nathalie.retel-rude@univ-fcomte.fr; Mariette Mercier* - mariette.mercier@univ-fcomte.fr
* Corresponding author

Published: 06 August 2003

Health and Quality of Life Outcomes 2003, 1:30

This article is available from: http://www.hqlo.com/content/1/1/30

Received: 24 April 2003
Accepted: 06 August 2003

Abstract

Background: Measuring health status in a population is important for the evaluation of interventions and the prediction of health and social care needs. Quality of life (QoL) studies are an essential complement to medical evaluation but most of the tools available in this area are in English. In order to evaluated QoL in rural and urban areas in Lebanon, the short form 36 health survey (SF-36) was adapted into Arabic.

Methods: SF-36 was administered in a cross-sectional study, to collect sociodemographic and environmental variables as well as self reported morbidity. We analysed a representative sample containing 1632 subjects, from whom we randomly picked 524 subjects aged 14 years and over. The translation, cultural adaptation and validation of the SF-36 followed the International Quality of Life Assessment methodology. Multivariate analysis (generalized linear model) was performed to test the effect of habitat (rural on urban areas) on all domains of the SF-36.

Results: The rate of missing data is very low (0.23% of items). Item level validation supported the assumptions underlying Likert scoring. SF-36 scale scores showed wide variability and acceptable internal consistency (Cronbach's alpha >0.70), factor analysis yielded patterns of factor correlation comparable to that found in the U.S.A and France. Patients resident in rural areas had higher vitality scores than those in urban areas. Older people reported more satisfaction with some domains of life than younger people, except for physical functioning. The QoL of women is poorer than men; certain symptoms and morbidity independently influence the domains of SF-36 in this population.

Conclusion: The results support the validity of the SF-36 Arabic version. Habitat has a minor influence on QoL, women had a poor QoL, and health problems had differential impact on QoL.

Background

Measuring health status in a population is important for the evaluation of interventions and the prediction of health and social care needs. The traditional measures of mortality and morbidity, although useful, have nonetheless certain limitations [1]. It goes beyond direct manifestations of illness to study the patient's personal morbidity, that is to say, the various effects that illness and treatments have on daily life and life satisfaction [2]. Indeed, it is now widely acknowledged, in terms of health, that decisions must take into consideration the subject's point of view and his inner feelings towards the experiences he has lived through, i.e. his quality of life (QoL) [3].

Whether or not individuals seek medical attention is less dependent on the "objective" presence of symptoms than on their response to these, or to their general perception that something is wrong with them. Such differences in perception affect utilization of health services to the degree that one individual may seek medical advice while another may not [4] and as health promotion is the process of helping people take control of, and improve their health, changing people's expectations of health is a core element of health promotion [5]. Hence, QoL studies are an essential complement to medical evaluation. QoL is a multi-faceted concept, which encompasses crucial areas such as physical health, psychological well being, social relationships, economic circumstances, personal beliefs and their relationships to salient features of the environment [6-10].

Several scales have been used to measure the different domains of Health Related Quality of Life (HRQL). Certain scales are generic such as the "Sickness Impact Profile" (SIP) [11-13], the "MOS 36 item Short Form Health Survey" (SF-36) [11][14-16], and the "Nottingham Health Profile" (NHP) [11,12], while others are specific to a disease [4,10][17-24], a particular function (e.g pain) or to a group of patients [25,26]. The generic scales present the advantage of allowing us to compare the QoL of different populations and/or patients with a variety of diseases, while the specific scales are more sensitive to particular problems of a given population [27-29]. QoL tools must always be validated when used in a new environment [30], because the perception of QoL differs according to the individual situations [3,28,29,31]. As most of the tools available in this area are in English, Arab countries are lagging considerably behind in this domain, not only in the development of tools, but also in terms of translation of existing material [12][17][32]. The SF-36 is the most widely used generic QoL instrument world wide because of its comprehensiveness, its brevity and its high standard of reliability and validity [14-16].

Lebanon is a small country (surface area 10,456 km²), in active transition characterized by changes in the mortality rate, an increase in life expectancy and the development of chronic diseases related to changes in environment and behavior [33]. Urbanization is one of the major consequences of the demographic transition (85% in 1996 vs. 60% in 1970) [34], which can be accompanied by a change in lifestyle and by the emergence of certain diseases [35]. Self reported indicators of health are increasingly used as valid indicators of morbidity and mortality within the general population, and as a complement to investigations based on medical examinations [36,37]. Poor subjective perception of health is recognized as a predictor of increased risk of morbidity and mortality [38,39]. In Lebanon, only two studies presented as a QoL survey have been performed: the first studied the well-being of households according to a subjective perception of their income [40]. The second evaluated the unsatisfied needs of Lebanese population according to the "Living Conditions Index" (LCI) [41].

In view of the lack of QoL instruments in Arabic, this paper presents and discusses the SF-36 adapted into Arabic in terms of applicability and subject acceptance, psychometric performance and validity; as well as the cross-sectional relationship with a selected lists of socioeconomic variables, and environmental variables, in particular the type of habitat (urban vs. rural area) and health variables.

Methods

Study design

From February 2000 to September 2000, we performed a cross-sectional, community-based survey of a random sample of the Lebanese population resident in the territory of South Lebanon (except occupied territory and Palestinian camps), with approximately 383000 residents participating, of whom 1/3 lived in urban areas.

The population base for the survey comes from the 1996 census [42] completed by the data of Mawla and al. [43]. The definition of urban and rural areas in Lebanon was defined in decree number 116 of June 12, 1959, and updated in May 2000 [44], making a distinction between cities and villages.

Sampling was performed randomly at five different levels: (1) the county, (2) the city (in urban areas) or the village (in rural areas), (3) the district, (4) the individual house, (5) the individual subject. In total, we selected 122 families in urban (U) and 244 families in rural (R) areas. This sample would allow us to detect a 10 point difference in SF-36 scores between groups with a fixed norm (a general population), assuming two-sided significance of 5%, with 80% power [15]. This led us to predict that 366 households would be necessary for the survey, taking into account the proportion of urban to rural residents. For each family, we allocated a substitute family, in case of refusal to participate.

At the level of the individual subjects, a random sample was taken within the families according to the number (n) of family members aged 14 years or more at the time of the survey: one person was selected if n < 4; two if 3 < n < 7 and three if n > 6.

Inclusion criteria were: age > 13 years at the time of visit. Subjects resident in inaccessible areas, such as Palestinian camps and occupied territories in South Lebanon were excluded. Individuals unable to read the questionnaire who were also hard of hearing were excluded, as were very ill or hospitalized patients, severely mentally handicapped patients and subjects unable to understand Arabic.

Data collection

After identifying eligible subjects, the SF-36 was administered by self-administration or face-to-face interviews (for illiterate persons or those with other difficulties). After that, the interviewer conducted a standardized, structured interview using a pre-tested data collection form to collect information on demographics, socio-economic status (e.g. age, gender, education level, marital status, occupation, and Social Security coverage), environmental variables (religious culture and habitat), financial status (a measure of financial status rated from 1, very poor, to 5, very good, [6]). Other variables recorded were the occurence of a grave event during the previous year, satisfaction with work, and global quality of life assessment, which is a measure of the overall QoL status rated from 1 (poor) to 5 (very good). Health problems were measured with a list of common health problems (depression, rheumatic pains, lumbar pains, ...) [45]. A modified version of the Living Conditions Index "LCI-M" (unpublished data) was also assessed to evaluate unsatisfied basic needs in the households.

The SF-36 questionnaire was to be administered before the respondent is asked about other health questions and concurrent illnesses, so that any discussion of health problems does not influence the respondent's answers to the questionnaire.

Cultural Adaptation of the SF-36 into Arabic

The SF-36 is a generic questionnaire, widely used in various conditions and populations [14–16]. The SF-36 consists of 36 questions that are clustered to yield 8 health status scales: physical functioning (PF), Role-Physical (RP), Bodily Pain (BP), General Health (GH), Vitality (VT), Social Functioning (SF), Role-Emotional (RE), Mental Health (MH), Reported Health Transition (HT). Two summary measures aggregate these status scales, namely the Physical and Mental health summary scales. The SF-36 is suitable for self-administration, computerized administration, or administration by a trained interviewer in person or by telephone, to persons age 14 and older. The health concepts described by the SF-36 range in score from 0 to 100, with higher scores indicating higher levels of function and/or better health. The subjects' responses are presented as a profile of scores calculated for each scale.

The translation and cultural adaptation of the SF-36 followed the International Quality of Life Assessment (IQOLA) methodology [46–48]. In the first phase, the SF-36 was translated by three bilingual individuals. All three were native Arabic speakers with excellent proficiency in English. Two individuals were graduate students at the American University. The third translator was a physican. Once the three translations were completed, discrepancies between them were resolved by a committee consisting of the translators and three further individuals not involved in the translation process (a sociologist and two epidemiologists). The committee created one unified translation of the SF-36. Because of the difficulties related to Arabic grammar and to the style of Arabic writing, two other Arabic linguistics experts also reviewed the translated version. Then, the Arabic version of the SF-36 was backtranslated by a native english speaker living in Lebanon, who was unaware of the original English language document. Once the backtranslation was completed the committee reconvened to review and resolve the discrepancies between the backtranslation and the original document. Finally, a pretest was conducted with a group (30 subjects) of lay native Arabic speakers. For each item the group was asked to explain how it was understood. Overall, few problems were noted. Discrepancies were resolved by group consensus. The committee overseeing the translation process reviewed the final translation. Globally, the adaptation did not cause any particular problems. In view of cultural differences, certain items were modified in order to fit more closely into the context, consistent with the inherent norms of Lebanese society. Some expressions were modified to suit the context: for example, a mile, several blocks and one block were translated respectively by more than 1000 meters for long distances, a few hundred meters for moderate distances (200, 300, 500... meter) and less than 100 meters. On the other hand, both linguists and subjects understood "a good bit of the time" and "most of the time" identically in Arabic. "Bowling or playing golf" was translated to gardening or sport activities simply to represent moderately strenuous physical activities, in view of the differences in leisure traditions between both cultures. Finally, words relating to religious beliefs, such as "only God knows", (inchallah) were formulated for "I don't know". Indeed, some of the Lebanese subjects, in particular patients with chronic diseases, found that the questions related to general health were blasphemous, specifically item GH4: "I expect my health to get worse". This was viewed with scepticism, as the subjects maintained that they cannot predict, and that only God knows what lies in store for them. As for the items concerning social relations, some persons expressed the desire that a distinction be made between family relationships, relations with neighbours, and social relationships (i.e. with friends) due to the importance of the family in oriental traditions.

Statistical analysis

The characteristics of the respondents are described as means and standard deviations for quantitative variables. Qualitative variables are described as percentages and were compared with the chi squared test or Fisher's Exact test where appropriate.

Validation of the SF-36

We used the IQOLA project approach of item and scale level validation to assess the validity of the SF-36 Arabic version [15,16][46–50]. Individual SF-36 items were recoded, summed and transformed, with missing values imputed as recommended [15]. Subjects with missing scale scores were excluded listwise from the analysis. All tests of significance were two-tailed.

Descriptive statistics

The mean and standard deviation (SD) for responses to each item and scale were calculated. The percentage of people with scores at the ceiling (percentage of subjects with a score of 100) and floor (lowest level) were calculated for each scale. On the scale level, ceiling and floor effects should be less than 20% in order to assume that the scale is capturing the full range of potential responses in the population [27].

Acceptability

The acceptability was tested by studying the percentage of refusals, the percentage of missing items, the percentage of complete questionnaires, the time taken to complete the questionnaire, as well as the acceptability questionnaire, which comprises the percentage of disturbing items, items that were hard to understand or confusing, and the willingness to fill out the questionnaire a second time.

Item level validity

The item level validity of the SF-36 would be supported if the following Likert scale scoring assumptions were fulfilled: (1) Items belonging to the same scale and measuring the same concept should show approximately the same means and standard deviations. (2) Each item in the scale should have the same correlation with the scale. (3)

For item internal consistency, the correlation between items and the hypothesized scale should exceed 0.40. (4). For item discriminant validity, the correlation between each item and its hypothesized scale (corrected for overlap) should be higher than the correlation between that item and the other scales.

Scale level validity

Scale level validity would be supported if the SF-36 scores showed substantial variability (measuring the entire spectrum of the hypothesized domain for that scale); if the scales measuring disability (PF, RP, BP, SF, RE) had higher scores than the scales measuring well-being (GH, VT, MH); and if the reliability of scale scores estimated using internal consistency methods (Cronbach's alpha) was acceptable, namely 0.70 or higher for group comparisons [15][51,52].

Structure validity of the SF-36

The internal consistency of each scale must be lower than the correlation between that scale and other scales if the SF-36 scales measure a distinct health concept [47]. Furthermore, scales measuring mental health (MH, RE, and SF) should be more substantially correlated with each other than with other SF-36 scales. Similarly, scales measuring physical health (PF, RP, and BP) should have higher correlation with each other than with other SF-36 scales.

Scale factor analyses were performed using eight scales. Principal component analysis with varimax rotation was carried out on correlation among scales to compare the factorial structure of data with that obtained from the American instrument [15,16][50]. The hypothesized physical and mental domains of health underlying the SF-36 were identified on factor analysis. The validity of the SF-36 would be further supported if the PF, RP, and BP scales and MH, RE, and SF scales loaded on both domains of health respectively, and if the GH and VT scales loaded on both domains. The authors distinguish three situations: the average score from a scale is substantially correlated if factor loading is greater than 0.7, moderately correlated if factor loading is between 0.3 and 0.7, and slightly correlated if factor loading is less than 0.3 [15]. "Known groups" validity is a form of construct validity that measures the ability of an instrument to discriminate between groups of subjects who differ with regard to a relevant variable. Both convergent and discriminant validity can be tested [46]. The construct validity of the SF-36 would be supported if groups differing in factors known to affect QoL had SF-36 scores that varied according to *a priori* hypotheses [15][46].

The validity of known groups was computed by making the association between the sociodemographic parameters, financial status, occurrence of a grave event during the past year, satisfaction with work, global quality of life assessment, LCI-M, environmental variables and health problems. The significance of observed differences between groups was assessed using the Mann-Whitney U-test or Kruskal-Wallis 1-way analysis of variance tests of significance for non-normally distributed continuous variables.

Quality of life according to habitat

This validity of known groups makes it possible to evaluate at the same time the QoL. according to habitat, i.e. urban vs. rural. Multivariate analysis was performed to test the effect of habitat on all domains of the SF-36. The adjustments were performed by generalized linear model (Proc GLM of SAS) according to the environment. The confusion variables taken into account were the following: age, gender, means of administration of SF-36, marital status, LCI-M, financial status, occurrence of a grave event during the past year, Global quality of life assessment and type of health problem.

Because of multiple testing, a P-values < 0.01 was considered to be significant. All data were recorded, and tabulated for analysis using the SPSS 7.5 for Windows statistical package. The GLM analysis was performed using SAS 8.2 (SAS Institute, Cary, NC, U.S.A. 1999–2000).

Results

The majority of the population welcomed the study. Among the 366 households identified, 347 (94.8%) accepted to participate in the study, corresponding to 1632 persons. Of these, only 3 refused to participate, and a total of 524 persons completed the questionnaire.

Respondent characteristics

The characteristics of the respondents according to habitat are given in table 1. The population ranged in age from 14 to 86 years, with a mean age of 38.8 years (SD = 17.7, median = 36), and there was no difference between urban and rural populations (38 vs 39; p = 0.47). Women comprised almost two-thirds (61.6%) of the sample.

48% were educated to primary level or lower, and 13.5% were illiterate, mostly in rural areas. University and higher level education comprised 10.7%. More than half (54.4%) of the population studied was not registered with the social security, and there was no significant difference between rural and urban environment in this regard. Regarding the perception of financial status, 26.5% reported a less than average (very poor and poor) status. Concerning satisfaction in work, 36% reported partial and total satisfaction. Nearly half (49%) of the population reported having experienced a serious event during the last 12 months, including death, divorce, separation, economic crisis and security status of the country. There was

no difference here between the urban and rural populations, but there was a significant difference between women and men (respectively 53% vs. 43%; p = 0.037); 14% perceive their QoL. (global index) as bad, with a significant disparity between urban and rural environments (respectively 14.5% vs 13.7%; p = 0.046). Concerning the LCI-M, it shows that 21% of households have a precarious standard of living. The factors most associated with this underprivileged status were level of education and profession. There was no difference between urban and rural after examination of the global index; although there was a difference in the level of education (p = 0.02) and the level of car possession (p = 0.02).

Validation of the SF-36

Acceptability of the SF-36 (table 2): No-one refused to answer the questions of the SF-36. In the sample of 524 respondents, the questionnaires were completed in 94.7% of cases. However, there was a significant difference between the number of self administered questionnaires and those administered by an interviewer (84.7% vs. 97.8%; p < 0.0001). The amount of missing data was very low, at only 0.23% of all answered items (3.4% of the questions had 1 missing item; 1.1% had 2–4 missing items), which indicates that the questionnaire had good acceptability. Nearly two thirds of the incomplete questionnaires had one missing item (18/28). The missing data were spread evenly over the different scales with a minimum of 0 and maximum 1%. 23% of the respondents self-administered the questionnaire. The average time of completion of the SF-36 was 8.4 minutes (SD = 2.9), with a minimum of 3 minutes (0.6% respondents) and a maximum of 20 minutes (0.6% respondents). Only 0.51% of the items were considered to be confusing. The three most frequently quoted items were: GH2 (I seem to get sick a little easier than other people), RP1 (Cut down the amount of time you spent on work or other activities) and SF2 (how much of the time has your physical health or emotional problems interfered with your social activities?). All respondents accepted to fill out the questionnaire for a second time.

Item level analysis (table 2)

The item standard deviation tended to be comparable with few exceptions: the range of deviation for responses to questions in a given scale is 0.55 for PF, 0.21 for BP and GH, 0.16 for VT. It is 0.07 or less for the others.

Within each scale, the correlation between items and their hypothesized scale were roughly equal. Success rate (100%) was observed in tests of the item internal consistency and tests of item discriminant validity for all scales with the exception of the GH scale: Success rate in the test of item internal consistency was 80% (the correlation of the GH4 with hypothesized scale was 0.36), the success

Table 1: Sociodemographic and environmental characteristics of the subjects.

Variables	Total n (%)	Urban n (%)	Rural n (%)	P-value
N (%)	524 (100)	173 (33)	351 (67)	
Age (years):				0.615
14–19	82 (15.6)	30 (17.3)	52 (14.8)	
20–39	208 (39.7)	66 (38.2)	142 (40.5)	
40–60	156 (29.8)	55 (31.8)	101 (28.8)	
60 and plus	78 (14.9)	22 (12.7)	56 (16.0)	
Gender				0.79
Male	201 (38.4)	65 (37.6)	136 (38.7)	
Female	323 (61.6)	108 (62.4)	215 (61.3)	
Education (level)				0.057
Illiterate	71 (13.5)	14 (8.1)	57 (16.2)	
Elementary level and lower	180 (34.4)	59 (34.1)	121 (34.5)	
Intermediate and secondary	217 (41.4)	78 (45.1)	139 (39.6)	
University and higher level	56 (10.7)	22 (12.7)	34 (9.7)	
Marital status				0.57
Single	185 (35)	64 (37)	121 (34.5)	
Married & get engaged	300 (57.3)	94 (54.3)	206 (58.7)	
Divorced/separated/widowed	39 (7.4)	15 (8.7)	24 (6.8)	
Work status				0.40
Employed	243 (46.4)	79 (45.7)	164 (46.7)	
Students	75 (14.3)	28 (16.2)	47 (13.4)	
Housewife	169 (32.3)	58 (33.3)	111 (31.6)	
Not working[a]	37 (7.1)	8 (4.6)	29 (8.3)	
Social security				
No	285 (54.4)	88 (50.9)	197 (56.1)	0.26
Yes:				
National Social Security Fund (NSSF)	113 (21.6)	42 (24.3)	71 (20.3)	
Civil Servants Cooperative (CSC) and Army and Internal Security Forces (ISF)	96 (18.4) [b]	30 (17.4)	66 (18.8)	
Private Insurance and others	30 (5.7)	13 (7.5)	17 (4.8)	
Religious culture				0.068
Muslim	435 (83)	151 (87.3)	284 (80.9)	
Christian	89 (17)	22 (12.7)	67 (19.1)	
Financial status				0.42
Very poor & poor	139 (26.5)	46 (26.6)	93 (26.5)	
Intermediate	286 (54.6)	89 (51.4)	197 (56.1)	
Good & very good	99 (18.9)	38 (22.0)	61 (17.4)	
Serious event				0.47
No	267 (51)	92 (53.2)	175 (49.9)	
Yes	257 (49)	81 (46.8)	176 (50.1)	
Satisfaction with work				0.39
No	55 (10.5)	22 (12.7)	33 (9.4)	
Yes	188 (35.9)	57 (32.9)	131 (37.3)	
Not Applicable	281 (53.6)	94 (54.3)	187 (53.3)	
Global Quality of life Assessment				0.046
Very poor, poor	73 (13.9)	25 (14.5)	48 (13.7)	
Fair	205 (39.1)	55 (31.8)	150 (42.7)	
Good, very good	246 (46.9)	93 (53.8)	153 (43.6)	

Abbreviations and Notes: N = sample size, ᵃ: Not working = unemployed, retired, persons of independent means, elderly. NSSF: National Social Security Fund, CSC: Civil Servants Cooperative, ISF: Internal Security Forces, ᵇ: CSC = 47 (9%), army and ISF = 49 (9.4%); Among all those covered by social security, 7 (1.4%) people [3 (1.8%) in urban and 4 (1.2%) in rural areas] had additional health coverage.

rate for item discriminant validity was 95% (GH1 is more closely or equally correlated with the dimensions PF, BP and VT than its own dimension).

Scale level analysis (table 2)
The floor effect is too low for all scales except (RP and RE). On the other hand, a ceiling effect more than 30% for 5 scales (PF, RP, BP, SF and RE) and between 3 and 5% for

Table 2: Description of scales, tests of item internal consistency and discriminant validity (N= 524).

Scale	K[a]	Mean (SD)	Ceiling/ floor (%)	Item SD (range)	Range of correlations		Internal Consistency Tests[d]	Discriminant Validity Tests[e]
					Item – Internal consistency[b]	Item – Discriminant validity[c]	Success Rate (%)	Success Rate (%)
PF	10	81.34 (22.81)	30.9/0.6	0.31–0.86	0.54–0.77	0.11 – 0.47	100	100
RP	4	63.64 (40.64)	47.3/21.2	0.48	0.68 – 0.74	0.28 – 0.48	100	100
BP	2	68.91 (30.68)	38/2.9	1.52–1.73	0.80	0.34 – 0.52	100	100
GH	5	66.32 (22.93)	3.2/1.3	1.22–1.43	0.36 – 0.66	0.09 – 0.57	80	95
VT	4	60.87 (22.54)	5.0/1.0	1.44–1.60	0.47 – 0.56	0.33–0.50	100	100
SF	2	68.87 (29.66)	30.3/3.8	1.34–1.37	0.54	0.33 – 0.51	100	100
RE	3	53.08 (43.39)	40.3/32.3	0.50	0.67–0.73	0.31 – 0.47	100	100
MH	5	62.87 (22.53)	5.0/0.6	1.51–1.63	0.41 – 0.59	0.12 – 0.56	100	100

a : Number of items and number of internal consistency tests per scale. b: Correlations between items and hypothesized scale corrected for overlap. c: Correlations between items and other scales. d: Number = 0.40. e: Number of correlations significantly higer/total number of correlations. SD = standard deviation; % ceiling (USA): 1–56; % floor (USA): 1–24 [20].

Table 3: Reliability and interscale correlations of the SF-36 (Arabic version).

	Reliability Lebanon	Reliability USA[a]	PF	RP	BP	GH	VT	SF	RE
PF	0.90	0.93							
RP	0.87	0.89	0.53						
BP	0.89	0.90	0.48	0.55					
GH	0.72	0.81	0.52	0.42	0.44				
VT	0.73	0.86	0.48	0.47	0.47	0.55			
SF	0.70	0.68	0.39	0.40	0.47	0.41	0.56		
RE	0.84	0.82	0.36	0.47	0.37	0.35	0.48	0.43	
MH	0.76	0.84	0.32	0.33	0.36	0.44	0.61	0.49	0.39

p < 0.001 for all correlations. a : reliability for the general U. S. population [20].

the others (GH, VT and MH) was observed. Furthermore, mean scores for scales measuring health related disability (PF, RP, BP except RE) were higher than scores for scales measuring well being (GH, VT, and MH except SF). For each scale, the reliability coefficients equaled or exceeded 0.70, ranging from 0.70 for SF scale to 0.90 for PF scale. The internal consistency of each scale exceeded the correlation between that scale and other scales.

Structure validity of the SF-36

Factor analysis of the eight SF-36 scales yielded a two-factor solution corresponding to the hypothesized physical and mental domains of health underlying the SF-36. Table 4 shows the Physical Functioning scale (PF, RP and BP) loading most on the "physical" component and least on the "mental component". Also, the MH scale had the highest loading and the VT, SF had stronger loading on the "mental" component than the "physical" component

of health. However, RE correlated with both physical and mental components of health rather than with the mental component alone. The GH scale correlated moderately with both components. 63% of the total variance was accounted for by the first two rotated principal components.

Table 5 gives the correlations between SF-36 and socioeconomic variables. For the totality of SF-36 scales, the scores decrease with age, they are less for women than men, increase with education level, and decrease according to family situation (unmarried subjects have higher scores than married subjects, and married subjects have higher scores than divorcees or widow(er)s). On the other hand, no correlation was observed with affiliation to social security, with the exception of the mental scales i.e. VT, SF, RE and MH.

Table 4: Correlations between SF-36 scales and rotated principal components in Lebanon.

(N = 524)	Hypothesized Association		Rotated Principal Components	
	Physical	Mental	Physical	Mental
PF	a	c	0.79	0.21
RP	a	c	0.80	0.22
BP	a	c	0.72	0.29
GH	b	b	0.55	0.47
VT	b	a	0.39	0.76
SF	b	a	0.32	0.71
RE	b	b	0.41	0.52
MH	c	a	0.10	0.87
Variance[1]				
Eigenvalues			2.52	2.51

Notes: a: strong association (r > 0.70); b: moderate association (0.30 < r < 0.70); c: weak association (r < 0.30). [1]: The percentage of measured variance explained by these two factors is 62.9%.

SF-36 scores were also lower in persons who perceived their financial status as poor; differences were important for all scores of the dimensions. This was the case for satisfaction in work; satisfied subjects perceived better scores than the non-satisfied and inactive subjects. Grave events affected mental dimensions (VT, SF, RE, and MH) as well as the GH. The perception of QoL (Global Index) was statistically significantly related to all scores of dimensions of SF-36. Concerning self-reported morbidity; all eight SF-36 scales scores discriminated between groups differing in physical and mental morbidity (p < 0.01), but not equally well. The comparisons between patients with a specific health problem and patients without that problem (table 6) showed that patients with asthma, visual and hearing disorders, headache, and varicose veins had in many ways poorer QoL (they had poorer scores on 3 or more dimensions of the SF-36). On the other hand, the QoL of patients with hypertension, depression, insomnia, rheumatic and lumbar pains and osteoporosis, were significantly different for all scales of SF-36. Indeed, patients with diabetes and chronic renal failure have the lowest scores, in particular for the PF and GH scales. Finally, epilepsy patients had lower scores of mental health (VT, SF, RE and MH); patients with back hernia had lower scores of physical health (PF, RP, BP, and GH) and MH.

Quality of life according to habitat
We observed a difference between urban and rural areas (table 1) in relation to education, religious culture and global QoL assessment; and also for morbidity – varicose veins (p = 0.001), depression and anxiety (p = 0.024), nephrolithiasis (p = 0.052), visual disorder (p = 0.015) and nocturia (p = 0.051).

In univariate analysis, with the exception of the VT scale (p = 0.15), the place of residence (urban vs rural) has no

influence on SF-36 scales. We also find these results in multivariate analysis (table 7). n the other hand, as regards sociodemographic parameters, age influences only PF, while gender influences PF, RF, BP, GH and VT. Self-reported morbidity significantly influences QoL; for example, depression influences the mental scales (VT, MH and SF) as well as certain physical scales (PF and BP); while rheumatic and lumbar pains, influence the majority of the scales, particularly the physical scales PF, GH and SF. Asthma, even outside attacks, had a negative impact on the RE. Chronic renal failure had an effect on the PF; GH and SF. Disc diseases had a negative effect on the domains of physical functioning, except for RF. Visual disorders are shown to influence MH. This was also shown among those who had experienced a life-changing event during the previous 12 months. Finally, the perception of QoL has significant correlation with the entire domain of SF-36 except PF, RF.

It should be noted that in univariate analysis, the mode of administration of the questionnaire (self-administration vs. Investigator-administrated) influenced to a small extent PF and RE scales, where the scores of those who answered by self administration are slightly higher than those interviewed by an investigator (p < 0.05). In multivariate analysis, this effect is observed (table 7) for the GH and MH (p < 0.01) and to a lesser extent for VT and SF (p < 0.05).

Discussion
The aim of our study was to adapt the SF-36 questionnaire into Arabic and to evaluate QoL in an urban and rural Lebanese population. With regard to the translation of the questionnaire for our study, some responses related to religious beliefs. Item GH4 of general health was considered to be blasphemous. It should be noted that this

187

Table 5: Relation between the SF – 36 scale scores and socio-demographic characteristics of the subjects

N = 524	PF (SD)	RF (SD)	BP (SD)	GH (SD)	VT (SD)	SF (SD)	RE (SD)	MH (SD)
Mean (SD)	81.3 (22.8)	63.6 (40.6)	68.9 (30.7)	66.3 (22.9)	60.9 (22.5)	68.9 (29.7)	53.1 (43.4)	62.9 (22.5)
Age								
14–19	93.3 (8.1)	71.6 (34.0)	77.3 (24.3)	76.3 (16.8)	66.2 (19.8)	74.8 (26.1)	62.6 (39.0)	66.7 (20.5)
20–39	89.0 (17.2)	73.0 (36.4)	74.4 (27.5)	69.3 (21.7)	63.5 (22.2)	69.9 (28.7)	55.2 (42.4)	64.4 (21.9)
40–60	77.4 (20.9)	57.5 (42.8)	63.3 (31.7)	62.0 (23.3)	59.2 (21.5)	69.9 (28.6)	51.7 (44.2)	62.7 (22.9)
60+	56.1 (22.8)*	42.6 (43.8)*	56.6 (36.5)*	56.5 (25.5)*	51.7 (25.3)*	57.7 (35.0)**	40.2 (46.3)**	55.0 (24.1)**
Gender								
Male	84.3 (21.9)	71.1 (36.8)	76.3 (28.3)	70.1 (21.8)	65.8 (23.0)	74.5 (28.2)	58.5 (42.4)	68.3 (22.0)
Female	79.5 (23.2)*·**	58.9 (42.2)*	64.3 (31.2)*	63.9 (23.2)**	57.8 (21.7)*	65.4 (30.1)*	49.7 (43.7)***·*	59.5 (22.2)*
Education								
Illiterate	56.4 (26.4)	28.9 (39.8)	46.7 (31.7)	52.5 (25.3)	45.8 (22.6)	56.7 (31.3)	29.6 (41.6)	47.9 (22.2)
Elementary & less	79.9 (22.9)	64.6 (41.8)	67.6 (32.8)	64.6 (24.2)	59.4 (23.6)	68.1 (31.2)	48.5 (44.6)	61.7 (23.3)
Intermediate & secondary	88.1 (17.3)	71.1 (35.5)	75.4 (25.5)	71.2 (20.4)	65.5 (20.3)	72.3 (27.9)	60.2 (40.8)	67.2 (20.5)
University & higher	91.2 (12.2)*	75.4 (33.2)*	76.2 (27.2)*	70.4 (16.3)*	66.9 (18.5)*	73.2 (25.0)**	69.9 (37.5)*	68.6 (19.6)*
Marital status								
Single	90.8 (15.1)	72.2 (34.5)	75.9 (25.4)	71.9 (20.5)	65.8 (20.4)	71.5 (27.2)	58.2 (40.3)	66.0 (20.7)
Married & engaged	77.6 (24.0)	61.2 (42.8)	66.6 (31.8)	64.4 (22.6)	59.5 (23.3)	68.7 (30.3)	52.1 (44.7)	62.7 (23.2)
Divorced & widowed	64.7 (26.5)*	41.0 (39.9)*	53.6 (36.6)*	54.3 (28.3)*	48.5 (20.2)*	57.4 (33.9)	36.7 (43.7)**	49.4 (20.5)*
Financial status								
Very poor and poor	73.6 (27.6)	54.3 (44.6)	62.5 (34.3)	58.5 (26.3)	53.1 (24.2)	61.0 (32.5)	36.8 (42.2)	55.6 (22.8)
Intermediate	82.9 (20.7)	65.1 (39.5)	69.9 (29.6)	67.5 (21.7)	62.0 (20.6)	70.8 (28.2)	56.5 (42.6)	64.1 (22.1)
Good and very good	87.5 (18.0)*	72.5 (35.6)**	75.1 (26.8)*·**	73.7 (17.8)*	68.7 (22.3)*	74.2 (27.6)**	65.9 (41.0)*	69.5 (20.9)*
Social Security								
No	81.7 (23.5)	61.6 (41.8)	67.8 (31.3)	65.3 (24.0)	58.8 (23.3)	66.6 (29.8)	47.4 (43.6)	60.3 (22.9)
Yes	80.2 (22.0)	66.1 (39.1)	70.2 (29.9)	67.5 (21.5)	63.4 (21.4)**·*	71.5 (29.3)***·*	59.9 (42.2)*	65.9 (21.6)**
Satisfaction with work								
No								
Yes	85.4 (17.3)	67.7 (38.4)	73.7 (29.2)	67.9 (21.9)	57.3 (23.3)	66.1 (33.7)	39.7 (39.6)	57.6 (23.1)
Not Applicable	86.9 (18.6)	71.9 (36.6)	73.3 (28.2)	69.8 (20.2)	67.6 (20.1)	74.5 (27.0)	63.3 (42.0)	68.2 (21.6)
	76.8 (25.3)*	57.3 (42.6)*	65.0 (32.0)*·**	63.3 (22.9)***·*	57.1 (22.9)*	65.7 (30.0)**	48.9 (43.7)*	60.3 (22.4)*
Serious event								
No	82.6 (22.6)	66.7 (39.5)	70.2 (30.4)	70.1 (20.5)	63.9 (22.5)	73.5 (27.5)	59.8 (42.8)	68.3 (21.4)
Yes	80.0 (22.9) **	60.5 (41.6)	67.6 (31.0)	62.3 (24.6) *	57.8 (22.2) **	64.0 (31.1)*	46.1 (43.0) *	57.2 (22.3) *
Global QoL								
Very poor & poor	64.2 (28.8)	43.1 (42.3)	56.4 (34.8)	45.6 (25.4)	40.9 (24.5)	51.0 (33.9)	28.3 (39.9)	42.6 (19.8)
Fair	81.7 (22.8)	60.6 (42.2)	64.8 (32.1)	64.1 (22.9)	58.4 (19.8)	64.9 (29.9)	46.9 (43.1)	59.8 (20.4)
Good & very good	86.1 (18.4)*	72.3 (36.1)*	76.0 (26.9)*	74.3 (17.4)*	68.9 (19.8)*	77.4 (24.8)*	65.6 (40.4)*	71.4 (20.5)*
Self-administered questionnaire								
No	79.3 (24.4)	61.7 (42.7)	67.8 (32.6)	65.6 (24.1)	60.3 (23.2)	68.7 (30.9)	50.5 (45.1)	62.6 (22.7)
Yes	87.9 (14.7)*·**	69.7 (32.5)	72.5 (23.1)	68.7 (18.5)	62.8 (30.2)	69.5 (25.4)	61.4 (36.1)***	63.6 (22.1)

Notes: *: p < 0.001; **: p < 0.01; ***: p < 0.05.

attribute was observed in the translation process of the NHP (Nottingham Health Profile) for use in Arabic-speaking countries [53]. According to Bucholz et al. [54], when confronted with a serious disease, patients find that

Table 6: Relation between health problems and the mean (SD) SF – 36 scale scores

(N = 524)	PF (SD)	RF (SD)	BP (SD)	GH (SD)	VT (SD)	SF (SD)	RE (SD)	MH (SD)
Asthma (N = 34)	72.35 (24.74)	50.73 (41.96)	58.91 (31.70)	56.09 (24.30)	49.41 (21.45)	56.25 (33.04)	36.27 (45.22)	52.82 (21.77)
Hypertension (N = 104)	68.03 (26.47)	47.59 (44.68)	59.70 (32.15)	57.45 (24.29)	54.18 (22.34)	62.38 (32.09)	40.70 (44.78)	56.35 (20.17)
Diabetes (N = 23)	55.65 (28.26)	48.91 (42.96)	57.74 (36.30)	55.09 (19.93)	49.56 (22.56)	60.33 (32.10)	34.78 (43.20)	54.09 (13.53)
Chronic renal failure (N = 11)	61.82 (23.05)	47.73 (46.71)	49.45 (23.07)	42.64 (25.88)	45.91 (19.85)	50.00 (34.91)	63.64 (45.84)	60.73 (14.73)
Headaches (N = 270)	79.80 (23.64)	59.44 (41.39)	64.69 (30.50)	63.43 (22.63)	58.90 (21.99)	67.27 (29.06)	50.12 (44.04)	58.98 (22.35)
Migraine (N = 44)	76.02 (25.64)	52.84 (43.54)	59.66 (32.56)	57.73 (27.40)	53.18 (18.33)	58.24 (31.66)	35.61 (42.77)	58.91 (21.52)
Epilepsy (N = 27)	70.18 (32.95)	48.15 (48.50)	59.81 (35.30)	53.51 (33.39)	45.00 (23.53)	50.46 (33.88)	30.86 (41.27)	45.63 (20.91)
Depression (N = 140)	71.93 (25.59)	51.25 (43.07)	59.00 (32.28)	58.17 (25.58)	50.96 (22.83)	61.87 (31.25)	42.14 (43.18)	53.17 (21.99)
Insomnia (N = 232)	72.69 (26.16)	51.62 (42.33)	60.46 (32.34)	58.49 (24.24)	53.43 (21.78)	60.67 (31.41)	41.09 (43.06)	55.43 (22.14)
Rheumatic pain (N = 141)	68.26 (25.89)	44.45 (42.11)	53.25 (31.16)	55.40 (24.66)	50.66 (23.03)	57.53 (32.00)	42.91 (42.60)	54.69 (23.54)
Lumbar pain (N = 240)	73.81 (24.14)	50.62 (42.16)	55.73 (31.43)	57.43 (24.77)	54.10 (22.34)	60.83 (32.10)	42.08 (42.82)	58.00 (22.03)
Discopathy (N = 33)	67.42 (23.02)	41.67 (42.23)	44.58 (31.41)	51.24 (23.79)	54.39 (23.58)	62.50 (31.41)	40.40 (44.69)	52.97 (26.65)
Osteoporosis (N = 33)	54.85 (24.22)	33.33 (44.05)	49.12 (31.76)	44.18 (29.00)	75.30 (18.20)	48.11 (34.39)	50.50 (44.19)	52.73 (20.79)
Varicose veins (N = 108)	75.97 (24.58)	54.86 (41.92)	60.97 (29.62)	62.17 (22.50)	55.51 (21.96)	63.66 (29.92)	45.06 (44.26)	58.15 (23.67)
Visual disorders (N = 186)	72.66 (25.50)	54.17 (42.15)	62.17 (33.51)	61.54 (24.32)	55.56 (23.87)	64.72 (31.90)	49.28 (44.82)	58.47 (23.01)
Hearing disorder (N = 31)	59.51 (30.06)	45.16 (43.98)	55.52 (35.59)	51.42 (23.23)	50.16 (16.30)	57.26 (31.59)	40.86 (44.48)	58.58 (23.11)

Notes: *: p < 0.001; **: p < 0.01; ***: p < 0.05: Blanks in table indicate a non significant p-value for the eight scale in that test.

the spiritual or transcendental aspect of life becomes a more important determinant of their QoL. In fact, we found that the items that created problems in cultural adaptation were also found to be confusing by the respondents, which lead us to change the Arabic term "cut down" of items RP1 and RE1 to a more clear and less literary term for the same word and also the term "interfere" of items SF1 and BP2 and the term "to get worse" of the GH4.

Concerning acceptability, it was in general very good, no disturbing questions, few confusing items, very low percentage of missing data for items and scales, and the duration of administration of the questionnaire is short [14,15]. This reinforces the expected validity (face valid-

ity) and therefore makes it possible to confirm the absence of problems related to translation [47].

Concerning the results of the item and scales tests, our results are comparable to those using the American version [15], and to other adaptations performed on French general population [48] and in the English and Chinese population in Singapore [55]. We observe that only PF and BP scales have values of Cronbach's alpha more than 0.90 (see table 3) and this may be used at the subject level [15][47,51].

Factorial analysis of the scales yielded results identical to the original version with the exception of the RE scale. The RE appears to measure both physical and mental health (moderate association). This discordance is probably

Table 7: Influence of habitat on the SF-36 scale scores: multivariate analysis results.

N = 524	PF	RF	BP	GH	VT	SF	RE	MH
Habitat				***		0.10		
Age	*			0.08				
Gender	**-**	**-**	***	***	**			0.06
Self-administered questionnaire		0.08	***	***	***	***		***
Serious event				***		0.08		*
Global Quality of life			***	*	*	***	***	*
Asthma		0.07		0.07	0.08	0.08	***	0.08
Chronic renal failure	*		0.068	***	0.07	***		
Epilepsy	***		0.08			***		
Depression/anxiety	*	0.09	***		*	***		*
Insomnia	0.09				0.10	0.06	0.09	
Rheumatic pain	*	***	*	**	***			
Lumbar pain	***	**	*	***	0.07	***	***	
Discopathy	*		*	*				
Visual disorder			***		0.06			***

Notes: Education was excluded in this analysis in view of the high correlation with mode of administration of the questionnaire ($r = 0.46$) and LCI-M. Osteoporosis was also excluded in this analysis in view of the high correlation with chronic renal failure ($r = 0.56$). Professional satisfaction was also excluded in view of the high correlation with LCI-M * $P < 0.001$; **: $p < 0.01$; ***: $p < 0.05$; blanks in table indicate a non-significant GLM for the eight scale in that test.

explained by the nature of the population and not by a structural defect since the criteria of validity of items and scales are satisfactory [49]. These two dimensions (summary scales) physical and mental explain 63% of the total variability; and even though it is less than that obtained in the U.S. (68%), it is nevertheless acceptable (> 60%) [50]. However, factor analysis results can be influenced by many conditions other than the relationship between underlying concepts, including the skewness of scores and sample size [51].

The presence of a relation between the dimensions of SF-36 and the sociodemographic and clinical parameter is an important finding as such instruments could be used in therapeutic evaluations [23]. Results indicate that many dimensions of SF-36 depend on age, gender, education, family situation, perception of financial status, satisfaction with work, perception of the QoL and morbidity.

We analyzed which factors have the greatest effect on the scale scores of the SF-36. Multiple regression analysis confirmed that habitat is an independent factor for determining the scores of VT. Patients resident in rural areas had higher VT scores than those in urban areas. The non-difference observed between the different scales scores of the SF-36 may be explained by the rapid evolution of communication means and services in Lebanon [56], internal and external displacements of Lebanese population and especially the definition of rurality. We also found that older people report more satisfaction with some domains of life than younger people, except for the PF. However, limitations in physical functioning not only adversely affect the

QoL and independence of older persons, but also increase the risk of morbidity and mortality [38]. The QoL of Lebanese women, independent of their age, is poorer than that of men; this has been demonstrated for other indicators such as morbidity (unpublished data). Some elements may explain this difference: sexual taboos, traditional role of the woman as guardian in charge of the health of their children, and even their husbands and the elderly, often to the detriment of the woman's own health [57,58]. A more sensitive perception of serious events also adds to this phenomenon. Eronen and al. [26], in a cohort of aging Eastern Finnish women, found that some QoL dimensions may improve during aging in postmenopausal women as they age from their fifties into their sixties.

The scores of QoL are lower than American scores, except for the physical scale (PF) [15], which could be due to outcomes such as falls, institutionalization, and death [38,39]. In addition, certain symptoms (e.g. lumbar and rhumatological pains), comorbidity (discopathy and visual disorders) as well as neurotic disorders found in this population independently influence the different scales of SF-36, which is in concordance with the results reported by Ware and al. [15,16]. Cohen and al. [59] report that depressed patients and patients experiencing high levels of distress report poor sleep quality and decreased QoL. In fact, in our study, multiple regression (GLM) analysis showed that SF-36 domains scores are not affected by diabetes and hypertension, which could be explained by psychological adaptation to chronic disease [2]. The relation between PF, GH and SF of SF-36 and chronic renal failure has been well demonstrated. [13,15,20,60–62]. But this

190

could not be elicited in our study in view of the small number of patients. Finally, it may also be possible that patients at home differ from hospitalized patients with the same illness, since hospitalization may affect certain domains of QoL in a patient with chronic disease [23]. Mode of administration of the questionnaire by an investigator negatively influences certain dimensions of SF-36 via the age factor, as the majority of illiterate persons are more elderly [40]. This study has certain limitations: it is limited to South Lebanon, because of a lack of resources and time. Certain villages are excluded in view of the security situation. To continue our validation, because this instrument will be utilizable for clinical trials, it is necessary to include an assessment of its responsiveness to change of the group over time [23,27]. The method of test-retest to appreciate the reproducibility of scores along time [15,51] has not been studied. Finally, the absence of a valid reference instrument in Arabic remains a major obstacle for the establishment of concurrent validity as well as predictive validity. Self-reporting of diseases as a measurement of health status also presents several limitations: patients' reports of conditions do not exactly reflect physicians' diagnosis; diseases that have similar symptoms may be misdiagnosed. Some people may also be unable to remember all their diseases [57]. The validity is not limited to this study; wider use and repetition in various situations will establish its validity.

Conclusions

In conclusion, it can be said that the main assumptions underlying the SF-36 score Arabic version are preserved when compared with the original American form [15] and that it should therefore be possible to use the instrument to measure Health-Related Quality of Life in Lebanon. The use of such an instrument of QoL would be possible and may change the perspective of health care professionals and health decision makers. However, as regards the impact of the area of residency (urban vs. rural) on QoL, further studies must be carried out in other Lebanese regions using an alternative definition of rurality.

Abbreviations

IQOLA-international quality of life assessment, QoL-quality of life, SF-36-short form 36 health survey, PF-physical functioning, RP-Role-Physical, BP-Bodily Pain, GH-General Health, VT-Vitality, SF-Social Functioning, RE-Role-Emotional, MH-Mental Health, HT-Reported Health Transition, SD-standard deviation. LCI-M-living conditions index.modified

Authors' Contribution

IS participated in the design of the study, carried out data collection, performed the statistical analysis and drafted the manuscript

ND participated in analysis of data

SS participated in data collection

NRR participated in analysis of data

MM conceived the study and participated in its design, statistical analysis and coordination

All authors read and approved the final manuscript.

Acknowledgements
We are grateful to the subjects who participated in this survey, to Fiona Caulfield for her help with translation and advice on the manuscript. L Tayara for useful comments, F. Badran, R. Fatayergi, G. Madhoun, A. Houri, R. Khatib, M. A. Sabbah for their help with the translation of the SF-36. I would also like to thank M. Puyravaud and M. Baud and the interviewers who helped to carry out this study.

References

1. Hemingway H, Stafford M, Stansfeld S, Shipley M and Marmot M: Is the SF-36 a valid measure of change in population health? Results from the Whitehall II study. British Medical Journal 1997, 315:7118-7136.
2. Muldoon MF, Barger SD, Flory JD and Manuck SB: What are quality of life measurements measuring? Debate. British Medical Journal 1998, 316:7130-7142.
3. Gérin P, Dazord A, Sali A and Boissel JP: L'évaluation de la dépression a la lumière du concept de la qualité de vie subjective. L'Information Psychiatrique 1992, 5(suppl):47-56.
4. McKenna SP, Doward LC and Davey KM: The Development and Psychometric Properties of the MSQOL: A Migraine-Specific Quality-of-Life Instrument. Clinical Drug Investigation 1998, 15:413-423.
5. Carr AJ, Gibson B and Robinson PJ: Measuring quality of life, Is quality of life determined by expectations or experience? BMJ 2001, 322:1240-1243.
6. World Health Organization. Division of Mental Health: Field Trial WHOQOL-100. Geneva 1995.
7. Organisation mondiale de la santé. Bureau régional de l'Europe: Les buts de la santé pour tous la politique de santé de l'Europe. Copenhague: Série européenne de la santé pour tous 1993, 4:254.
8. Carr AJ, Thompson PW and Kirwan JR: Quality of Life Measures. British Journal of Rheumatology 1996, 35:275-281.
9. Testa MA and Simonson DC: Assessment of quality-of-life outcomes. New England Journal of Medicine 1996, 334:835-840.
10. Raviriego J, Millan MD and Millan M: Evaluation of the diabetes quality of life questionnaire in a Spanish population. Pharmacoeconomics 1996, 10:614-622.
11. Kaplan RM: Profile versus utility based measures of outcome for clinical trials. In: Quality of life assessment in clinical trials methods and practice Edited by: Staquet MJ, Hays RD, Fayers PM. Oxford, New York, Tokyo: Oxford University Press; 1998:69-90.
12. Anderson RT, Aaronson NK, Bullinger M and McBee WL: A Review of the Progress Towards Developing Health-Related Quality of Life Instruments for International Clinical Studies and Outcomes Research. PharmacoEconomics 1996, 10:336-345.
13. Moreno F, Lopez Gomez JM, Sanz-Guajardo D, Jofre R, Valderrabano F and on behalf of the Spanish Cooperative Renal Patients Quality of Life Study Group: Quality of life in dialysis patients, A Spanish multicentre Study. Nephrol Dial Transplant 1996, 11(suppl 2):125-129.
14. Ware JE Jr: The SF-36 Health Survey. In: Quality of Life and Pharmacoeconomics in Clinical Trials Secondth edition. Edited by: Spilker B. Philadelphia: Lippincott-Raven Publishers; 1996:337-346.
15. Ware JE Jr: SF-36 Health Survey Manuel and Interpretation Guide. Second printing. Boston, Massachusetts: The Health Institute, New England Center 1997.

16. Ware JE Jr: **SF-36 Physical and Mental Health Summary Scales: A User's Manuel, 5th printing.** *Boston, Health Assessment Lab, New England Center* 1994.
17. Naughton MJ and Wiklund IK: **Dimension-Specific Instruments That May Be Used Across Cultures.** In: *Quality of Life and Pharmacoecoeconomics in Clinical Trials* Secondth edition. Edited by: Spilker B. *Philadelphia: Lippincott-Raven Publishers;* 1996:633-658.
18. Badia X, Garcia-Losa M and Dal-Rè R: **Ten-language translation and harmonization of the international prostate symptom score: developing a methodology for multinational clinical trials.** *Eur Urol* 1997, 31:129-140.
19. Schipper H, Clinch J, Mc Murray A and Lewitt M: **Measuring the quality of life of cancer patients. The Functional living index-cancer: Development and validation.** *J Clin Oncol* 1984, 2(5):472-483.
20. Mingardi G and for the DIA-QOL Group: **From the development to the clinical application of a questionnaire on the quality of life in dialysis. The experience of the Italian Collaborative DIA-QOL (Dialysis-Quality of Life) Group.** *Nephrol Dial Transplant* 1998, 13(suppl 1):70-75.
21. Cella DF, Dineen K, Arnason B, Reder A, Webster KA, Karabatsos G, Chang C, Lloyd S, Mo Ma F, Stewart J and Stefoski D: **Validation of the functional assessment of multiple sclerosis quality of life instrument.** *Neurology* 1996, 47(1):130-138.
22. Wasserfallen J-B, Karen G, Schulman KA and Baraniuk JN: **Clinical aspects of allergic disease, Development and validation of a rhinoconjunctivitis and asthma symptom score for use as an outcome measure in clinical trials.** *Journal of allergy and clinical immunology* 1997, 100(1):16-22.
23. Schraub S, Mercier M, Eschwège F, Lefebvre JL, Vrousos C and Barthod L: **A new quality of life questionnaire for head and neck cancers.** *Epidemiology and public health* 1996, 44(4):346-357.
24. Tsolaki M, Fountoulakis K, Nakopoulou E, Kazis A and Mohs RC: **Alzheimer's disease assessment scale: the validation of the scale in Greece in elderly demented patients and normal subjects.** *Dement geriatr cogn disord* 1997, 8:273-280.
25. McKinley Rk, Manku-Scott T, Hastings AM, French DP and Baker R: **Reliability and validity of a new measure of patient satisfaction with out of hours primary medical care in the united kingdom: development of a patient questionnaire.** *British medical journal* 1997, 314:7075.
26. Eronen MK, Rankinen T, Rauramaa R, Sulkava R and Nissinen A: **Clinical investigation, Does Aging Mean A Better Life for Women?** *Journal of the American Geriatrics Society* 1997, 45(5):594-597.
27. Bollinger M, Power MJ, Aaronson NK, Cella DF and Anderson RT: **Creating and Evaluating Cross-Cultural Instruments.** In: *Quality of Life and Pharmacoecoeconomics in Clinical Trials* Secondth edition. Edited by: Spilker B. *Philadelphia, Lippincott-Raven Publishers;* 1996:659-668.
28. Juniper E: **Measuring health-related quality of life in rhinitis.** *J Allergy Clin Immunol* 1997, 99(2):S742-S748.
29. Guyatt GH, Jaeschke R, Feeny DH and Patrick DL: **Measurements in Clinical Trials: Choosing the Right Approach.** In: *Quality of Life and Pharmacoecoeconomics in Clinical Trials* Secondth edition. Edited by: Spilker B. *Philadelphia: Lippincott-Raven Publishers;* 1996:41-48.
30. Anderson RT, McFarlane M, Naughton MJ and Shumaker SA: **Conceptual Issues and Considerations in Cross-Cultural Validation of Generic Health-Related Quality of Life Instruments.** In: *Quality of Life and Pharmacoecoeconomics in Clinical Trials* Secondth edition. Edited by: Spilker B. *Philadelphia: Lippincott-Raven Publishers;* 1996:605-612.
31. Mears C, Hopman W, Singer MA, Mackenzie TA, Morton AR and McMurray M: **A comparison of patient, Nurse, and Physician assessment of Health-Related Quality of Life in End-Stage Renal Disease. E-NEPH** Archive. *Dialysis and Transplantation* 1995, 24(3):120-125.
32. Anderson RT, Aaronson NK, Leplège AP and Wilkin D: **International Use and Application of Generic Health-Related Quality of Life Instruments.** In: *Quality of Life and Pharmacoecoeconomics in Clinical Trials* Secondth edition. Edited by: Spilker B. *Philadelphia: Lippincott-Raven Publishers;* 1996:613-632.
33. Ammar W, Jokhadar A and Awar M: **Health Sector Reform in Lebanon.** *Lebanese Medical Journal* 1998, 46(6):328-334.
34. World Health Organization: **Analysis of National Reports on the Third Evaluation of the Strategy for HFA (Health for All).** *country Lebanon* 1997:80.
35. O.M.S: **Rapport sur la santé dans le monde 1999 : Pour un réel changement.** *Genève* 1999.
36. Pineault R and Daveluy C: **La planification de la santé. Concepts, méthodes, stratégies.** 6ème impression. *Ottawa: éditions Agence d'ARC inc* 1991:481.
37. Coppieters Y, Piette D, Kohn L, De Smet P and health inequalities: **self-reported complaints and their predictors in pupils from Belgium.** *Epidemiology and public health* 2002, 50(2):135-146.
38. Painter P, Stewart AL and Carey S: **Physical Functioning: Definitions, Measurement, and Expectations.** *Advances in Renal Replacement Therapy* 1999, 6:110-123.
39. Ifudu O, Paul HR, Homel P and Friedman EA: **Predictive Value of Functional Status for Mortality in Patients on Maintenance Hemodialysis.** *Am J Nephrol* 1998, 18:109-116.
40. Central Statistics Administration: **Conditions de vie des ménages en 1997. Etudes statistiques No 9.** *Lebanese Republic* 1998.
41. Researchers Group: *Khartat ahwal al maisha fi loubnan* Edited by: Ministry of Social Affairs, UNDP. *Beirut : Dar al Farabi.* 1998:173. Published in Arabic
42. Ministry of Social Affairs, UNDP: **Housing and Population Database.** CD-ROM for Windows 1996.
43. Mawla M, Awada A, Chreim Z and Fahs R: **Mohafazat el Nabatieh, Idara, geographia, tourah.** 1ère édition. *Liban: Dar Bilal éditeur* 1998:334. Published in Arabic
44. Decree 116 of 12 June 1959:. In: *Kawanin Loubnan, majmouat al noussouss atachriiyah wa altanzimiya* 4th edition. Edited by: Sader. *Beirut, Dar al manchourat alhoukoukiya;* 1992:6030-6040.
45. World Health Organisation: **The International Statistical Classification of Diseases and Related Health Problems, tenth revision,** volume 1, ICD-10. *Geneva World Health Organisation* 1993.
46. Gandek B and Ware JE Jr: **Methods for validating and norming translations of health status questionnaires : the IQOLA project approach.** *J Clin Epidemiol* 1998, 51:953-959.
47. Ware JE Jr, Gandeck BL, Keller SD and and the IQOLA Project Group: **Evaluating Instruments Used Cross-Nationally: Methods from the IQOLA Project.** In: *Quality of Life and Pharmacoecoeconomics in Clinical Trials* Secondth edition. Edited by: Spilker B. *Philadelphia: Lippincott-Raven Publishers;* 1996:681-692.
48. Leplège A, Ecosse E, Verdier A and Perneger TV: **The French SF-36 Health Survey: Translation, cultural adaptation and preliminary psychometric evaluation.** *J Clin Epidemiol* 1998, 51:1013-1023.
49. Leplège A, Mesbah M and Marquis P: **Analyse préliminaire des propriétés psychométriques de la version française d'un questionnaire international de mesure de qualité de vie: le MOS SF-36 (version 1.1).** *Rev Epidém et Santé Publ* 1995, 43(4):371-379.
50. Ware JE Jr, Kosinski M, Gandek B, Aaronson NK, Apolone G, Bech P, Brazier J, Bullinger M, Kaasa S, Leplège A, Prieto L and Sullivan M: **The factor structure of the SF-36 Health Survey in 10 countries: Results from the IQOLA Project.** *J Clin Epidemiol* 1998, 51:1159-1165.
51. Nunnally JC and Bernstein IH: **Psychometric Theory.** *McGraw-Hill* 31994:752.
52. Cronbach LJ: **Coefficient alpha and the internal structure of tests.** *Psychometrika* 1951, 16(3):297-334.
53. Hunt SM: **Cross-cultural issues in the use of quality of life measures in randomized controlled trials.** In: *Quality of life assessment in clinical trials methods and practice* Edited by: Staquet MJ, Hays RD, Fayers PM. *Oxford, New York, Tokyo Oxford University Press;* 1998:50-67.
54. Buchholz W: **Assessment of Quality of Life, correspondance.** *The New England Journal of Medicine* 1996, 335:520.
55. Thumboo J, Fong K-Y, machin D, Chan S-P, Leong K-H, Feng P-H, Thio S-T and boey M-L: **A community-based study of scaling assumptions and construct validity of the English (UK) and Chinese (HK) SF-36 in Singapore.** *Quality of Life Research* 2001, 10:175-188.
56. Malek P, Arzouni K, Adam E, El Ratel A, Faraj P, Aoun D, Rizk HS and Tawil W: **El wafi fi jougrafia,** 4eme partie, pour la classe de 3ème. *Beyrouth* 21995. Published in Arabic
57. Aiach P: **De la mesure des inégalités: enjeux socio-politiques et théoriques.** In: *Les inégalités sociales de santé* Edited by: Leclerc A,

Fassin H, Grandjean H, Kaminski M, Lang T. Paris, Editions La Découverte/ INSERM; 2000:83-91.

58. Drulhe M: **Santé et société, le façonnement sociétal de la santé.** Paris: *Sociologie d'aujourd'hui, Presse Universitaires de France* 11996:390.

59. Cohen L, Littlefield C, Kelly P, Maurer J and Abbey S: **Clinical investigations, Predictors of Quality of Life and Adjustment After Lung Transplantation.** *Chest* 1998, 113(3):.

60. Evans RW, Manninen DL, Garrison LP Jr, Hart LG, Blagg CR, Gutman RA, Hull AR and Lowrie EG: **The quality of life of patients with End-Stage renal disease.** *The New England Journal of Medicine* 1985, 312(9):553-559.

61. Mingardi G, Cornalba L, Cortinovis E, Ruggiata R, Mosconi P and Apolone G for the DIA-QOL Group: **Health-related quality of life in dialysis patients. A report from an Italian study using the SF-36 Health Survey.** *Nephrol Dial Transplant* 1999, 14:1503-1510.

62. Fujisawa M, Ichikawa Y, Yoshiya K, Isotani S, Higuchi A, Nagano S, Arakawa S, Hamami G, Matsumoto O and Kamidono S: **Assessment of health-related quality of life in renal transplant and hemodialysis patients using the SF-36 Health Survey.** *Urology* 2000, 56(2):201-206.

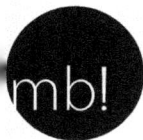

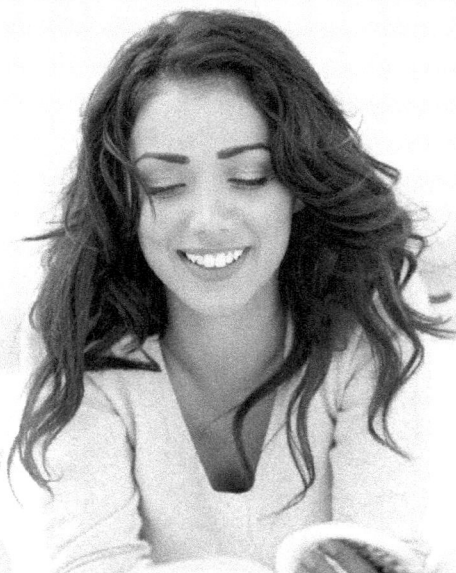

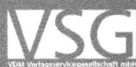

www.ingramcontent.com/pod-product-compliance
Lightning Source LLC
Chambersburg PA
CBHW021043210326
41598CB00016B/1098